A ciência do
DESCONFORTO

CARO(A) LEITOR(A),
Queremos saber sua opinião
sobre nossos livros.
Após a leitura, siga-nos no
linkedin.com/company/editora-gente,
no TikTok **@editoragente**
e no Instagram **@editoragente**,
e visite-nos no site
www.editoragente.com.br.
Cadastre-se e contribua com
sugestões, críticas ou elogios.

Dra. Maíra Soliani, PhD
Prefácio de Dr. Jason Fung

A ciência do
DESCONFORTO

Como driblar a síndrome "eu mereço",
vencer o cansaço e melhorar a saúde metabólica
para conquistar uma vida confortável

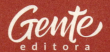

Diretora
Rosely Boschini

Gerente Editorial Sênior
Rosângela de Araujo Pinheiro Barbosa

Editora
Natália Domene Alcaide

Assistente Editorial
Mariá Moritz Tomazoni

Produção Gráfica
Leandro Kulaif

Preparação
Eliana Moura Mattos

Capa
Renata Policarpo

Projeto Gráfico
Márcia Matos

Adaptação e Diagramação
Gisele Baptista de Oliveira

Revisão
Débora Spanamberg Wink

Ilustrações p. 19 e p. 140
Marcela Badolatto

Impressão
Edições Loyola

Este livro não exclui a importância do acompanhamento médico; trata-se de uma ferramenta para apoiar a jornada das pessoas em busca de uma vida mais saudável e equilibrada.

Copyright © 2025 by Maíra Soliani
Todos os direitos desta edição são reservados à Editora Gente.
Rua Deputado Lacerda Franco, 300 – Pinheiros
São Paulo, SP – CEP 05418-000
Telefone: (11) 3670-2500
Site: www.editoragente.com.br
E-mail: gente@editoragente.com.br

Dados Internacionais de Catalogação na Publicação (CIP)
Angélica Ilacqua CRB-8/7057

Soliani, Maíra
    A ciência do desconforto : como driblar a síndrome "eu mereço", vencer o cansaço e melhorar a saúde metabólica para conquistar uma vida confortável / Maíra Soliani. - São Paulo : Editora Gente, 2024.
    256 p.

ISBN 978-65-5544-573-2

1. Desenvolvimento pessoal 2. Saúde I. Título

24-5207

CDD 158.1

Índice para catálogo sistemático:
1. Desenvolvimento pessoal

Nota da Publisher

Há uma epidemia silenciosa que assola a sociedade: os problemas de saúde relacionados ao metabolismo. Ao contrário do que muitos acreditam, essa epidemia não se resume ao aumento de peso, embora esse seja o sintoma mais fácil de ser percebido.

É fácil imaginar os perigos de um problema de saúde grave, mas invisível, que se espalha em velocidade alarmante, mas o que surpreende é que são os nossos hábitos e a nossa busca pelo excesso de conforto que estão acelerando ainda mais essa condição. Este livro é um alerta poderoso e uma proposta de ação para quem deseja transformar essa realidade.

Em *A ciência do desconforto*, a Dra. Maíra Soliani, com sua sólida formação médica e anos de experiência na prática clínica, expõe com coragem os efeitos nocivos da vida moderna e como ela conduz ao colapso de nossa saúde metabólica, um relato profundo e revelador sobre o que realmente está por trás das doenças que estão se tornando cada vez mais comuns. Com um método prático, ela desvenda como escolhas diárias e aparentemente inocentes alimentam essa disfunção silenciosa, e, mais importante, apresenta um caminho claro para reconstruir um metabolismo saudável.

O leitor encontrará aqui uma análise contundente sobre o impacto do "conforto" em excesso e quais estratégias podemos adotar para contornar os exageros sem abdicar da comodidade que conquistamos com a modernidade. Este livro é uma provocação necessária para sairmos da inércia e enfrentarmos os riscos escondidos na nossa rotina, recuperando a energia e a saúde de maneira consistente e embasada em ciência.

Convido você a mergulhar nesta leitura reveladora e a descobrir como enfrentar o "elefante na sala" que todos parecem ignorar. Para viver plenamente, precisamos olhar para nossa saúde com coragem – e este livro oferece as ferramentas para isso. Boa leitura!

ROSELY BOSCHINI
CEO e Publisher da Editora Gente

Ao meu marido André, que sempre me apoia, não importa quão ousada seja a minha próxima aventura. Aos meus queridos filhos, Clara e Marcelo, meu muito obrigada por todo o amor e por tolerarem centenas de horas sem o nosso tempo de qualidade para que eu pudesse mergulhar no desconforto de realizar este sonho. Que um dia vocês leiam este livro e entendam o porquê de eu nunca os deixar confortáveis demais.

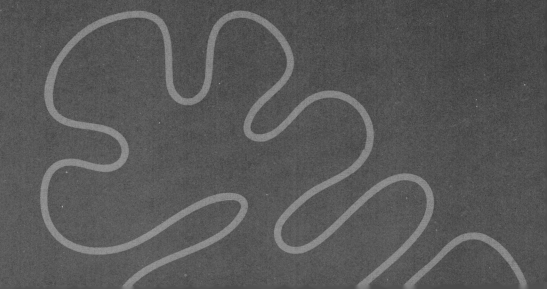

Agradecimentos

Aos meus pacientes e alunos, pela honra de poder servir, ser útil e nunca parar de aprender.

Aos meus pais, Luiz Carlos e Lia, por todos os ensinamentos, e aos meus irmãos, Daniel e Pedro, pelo apoio e pela torcida enquanto escrevia este livro. À minha querida amiga Ana Beatriz Maito, que foi a faísca para a maior mudança de rumo de minha vida. Ao Dr. Jason Fung, por todos os ensinamentos, e à querida Megan, por tanta generosidade e pelas experiências transmitidas.

À Fernanda, da Simplex Estratégia, por fazer toda a diferença desde o primeiro minuto. À Cris Florentino, por todas as palavras lúcidas. À querida Rosilene, por cuidar com tanto carinho das crianças enquanto eu me ausentava. À Raíssa, por vibrar tanto desde o primeiro esboço deste livro. E aos queridos Tio Vanderlei e Tia Vanda, por terem me ajudado no momento mais difícil com tanta generosidade. Sou muito grata e abençoada por tantas pessoas maravilhosas para agradecer em minha vida.

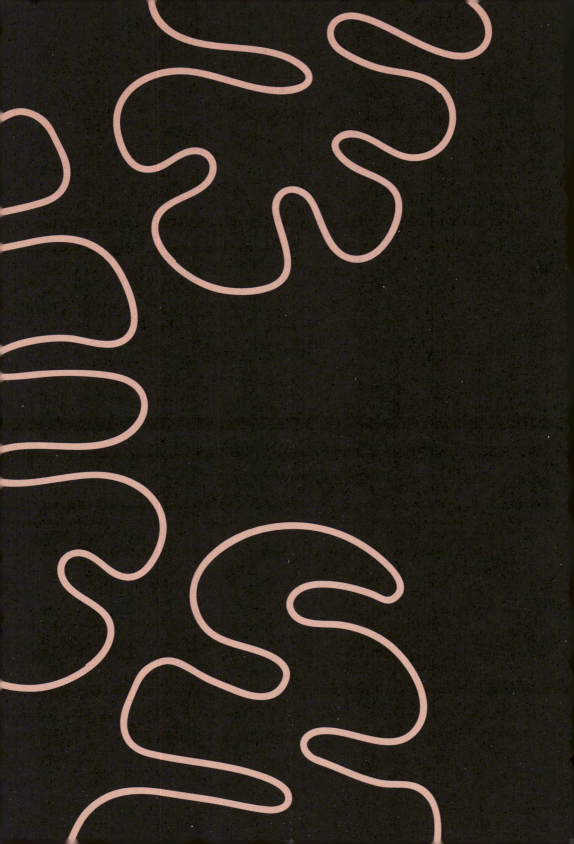

Sumário

Prefácio_____13

Introdução — O elefante na sala_____15

Capítulo 1   Uma epidemia silenciosa_____27

Capítulo 2   A lógica do "Eu mereço!"_____35

Capítulo 3   A crise do conforto_____51

Capítulo 4   A diferença entre o remédio e o veneno é a dose_65

Capítulo 5   Não ignore os sinais!_____81

Capítulo 6   Coma bem!_____101

Capítulo 7   Jejue bem!_____127

Capítulo 8   Durma bem!_____147

Capítulo 9   Mexa-se!_____167

Capítulo 10   Desacelere!_____195

Capítulo 11   Não fuja, fique desconfortável_____215

Capítulo 12   Celebre a sua nova versão_____225

Notas de fim_____231

Prefácio

A saúde metabólica é, sem dúvida, uma das questões mais urgentes do nosso tempo. Com o aumento alarmante de condições como obesidade, diabetes tipo 2, doenças cardiovasculares e câncer, nunca foi tão crucial entender como nossas escolhas de estilo de vida impactam diretamente nossa saúde. Hábitos sedentários, má alimentação e a busca por soluções rápidas e confortáveis nos levaram a uma crise global de saúde. Portanto, encontrar maneiras eficazes de reverter essas tendências e promover o bem-estar duradouro tornou-se uma prioridade.

Tive o privilégio de conhecer Maíra quando trabalhamos juntos em minha clínica em Toronto. Como médica, a Dra. Maíra Soliani dedicou sua carreira ao estudo de práticas que realmente fazem a diferença na saúde de seus pacientes. Desde o início, ficou claro que compartilhávamos a mesma visão sobre a necessidade de repensar os paradigmas médicos tradicionais, particularmente no que diz respeito à perda de peso e à saúde metabólica. Assim como eu, Maíra percebeu que a abordagem convencional de restrição calórica e aumento de exercícios não era suficiente. Sua busca por respostas a levou a explorar soluções mais naturais e eficazes, como o jejum intermitente e uma dieta baseada em alimentos naturais e não processados. Ela agora compartilha brilhantemente esses conhecimentos com os leitores neste livro.

A ciência do desconforto oferece não apenas informações valiosas, mas também um plano de ação prático. Este não é mais um livro sobre o que comer ou como se exercitar. Ele vai muito além, desafiando o leitor a reavaliar sua relação com o desconforto. Maíra nos incentiva a ver o desconforto — seja ele físico ou mental — como uma ferramenta essencial para o crescimento e para a saúde. Essa mudança de perspectiva é tanto revolucionária quanto necessária em uma sociedade que coloca ênfase excessiva no conforto imediato, muitas vezes em detrimento do bem-estar a longo prazo.

Fiquei imediatamente impressionado com a habilidade da Dra. Maíra Soliani de transmitir conceitos fundamentais sobre saúde metabólica de maneira simples e acessível. Este livro aborda tópicos complexos com uma clareza que permite aos leitores aplicar seus ensinamentos no dia a dia, possibilitando melhorias significativas na saúde. Aqui, os leitores encontrarão as chaves para uma saúde metabólica sustentável de maneira acessível.

A maioria de nós está ciente da importância de comer bem, dormir adequadamente, praticar atividade física e gerenciar o estresse, mas o verdadeiro valor deste livro está em ir além do básico. Maíra nos desafia a melhorar esses pilares importantes e, ao mesmo tempo, focar um aspecto muito relevante e muitas vezes esquecido de nossas vidas diárias: o jejum, algo que ressoa particularmente com meu próprio trabalho. O jejum não é apenas uma ferramenta poderosa para a perda de peso, mas uma estratégia eficaz para melhorar a saúde metabólica e promover a longevidade. Maíra também enfatiza a importância do descanso intencional e da desconexão – aspectos críticos tanto para a saúde mental quanto física, frequentemente negligenciados no mundo acelerado de hoje. Este livro realmente capacita os leitores a assumirem o controle de seu próprio bem-estar.

Para quem deseja melhorar sua saúde, fortalecer seu metabolismo e, mais importante, desenvolver hábitos que promovam longevidade e bem-estar, *A ciência do desconforto* é uma leitura indispensável. Com sua abordagem abrangente e eficaz, apresenta a oportunidade de transformar o desconforto em uma ferramenta vital para alcançar uma vida mais saudável e satisfatória.

DR. JASON FUNG
Médico, autor best-seller e
cofundador do *The Fasting Method*

Introdução
O elefante na sala

Em um dia comum, o despertador toca e você coloca na soneca. *Não acredito que já é hora de acordar*. Ontem você acabou indo dormir mais tarde. A série está muito boa, e o que era para ser só mais um episódio virou três. Por isso, optou por ficar mais um pouco na cama. *Academia? Nem pensar!* Levantou-se tarde, se arrumou correndo, não deu tempo de tomar café da manhã. Então pegou um pãozinho para a viagem, para comer no carro mesmo. Parou o carro no estacionamento mais perto; aí, passou a manhã sentado na frente do computador. Um café para encarar o dia, e logo a fome bate; você pega umas bolachinhas na gaveta para sobreviver até o almoço. Hoje você tem muito trabalho, então opta por pedir comida pelo aplicativo, qualquer coisinha rápida. À tarde, ainda está sentado na frente do computador. Quantos cafés tomou até agora para encarar o trabalho? A fome volta, barrinha de cereal na gaveta. Você volta para casa cansado, merece relaxar. Qual a comida mais fácil e rápida para comer enquanto assiste à televisão e relaxa? Hoje não vai assistir à sua série, quer dormir cedo. Mas fica rolando vídeos no celular sem conseguir dormir. *Será que exagerei no café?* Adivinha? Dormiu tarde novamente.

Quanto dessa rotina se parece com a sua? Provavelmente você sabe que precisa acordar cedo, se alimentar melhor, fazer mais atividade física. Mas, no seu dia a dia, não consegue colocar em prática aquela rotina perfeita que você estipula todos os anos nas suas metas de ano novo.

Queria poder dizer que é fácil, que tenho a pílula mágica para você passar a amar e a fazer tudo o que é necessário, sem nunca mais faltar, e que a partir de hoje você acordará todos os dias às 6h supermotivado para fazer tudo com perfeição e ânimo. Mas não é bem assim.

Vamos definir algo desde o início? Ao longo deste livro, a nossa relação será pautada na honestidade. Eu não douro a pílula. Em alguns momentos, ainda que eu pareça dura, sugiro que você permaneça no raciocínio. São verdades que não são facilmente encontradas e vêm de alguém que se preocupa com a sua saúde metabólica e quer o seu melhor.

Agora que selamos esse pacto, digo a você que não conheço pessoas de sucesso e com saúde que só fazem aquilo de que gostam. Conto nos dedos os pacientes que amam dormir e acordar cedo, que preferem sem pestanejar uma salada a uma pizza ou que treinam de segunda a segunda no maior pique. Ainda assim, eles optaram por um caminho que vai ao encontro do que faz bem à saúde deles. É difícil passar de 100 anos. Então, que façamos de nossa existência algo memorável, e a usemos da melhor maneira.

Posso afirmar que 95% da minha rotina é mantida com base em hábitos que adquiri ao longo do tempo e que, não necessariamente, amo de paixão. Mas sei que as minhas ações de hoje vão proteger o meu metabolismo de amanhã.

Quando crianças, "brigávamos" contra aquilo que não queríamos fazer. Quem nunca fez birra por não querer escovar os dentes? Ou porque havia chegado a hora do banho? No entanto, nossos pais estavam ali para nos mostrar que, apesar de não gostarmos daquelas obrigações, nós tínhamos de cumpri-las, para o nosso bem.

De repente, chega a vida adulta: temos a opção de fazer somente o que queremos! Mas toda vantagem pode trazer uma desvantagem não opcional, e, muitas vezes, a conta demora para chegar, mas chega. O ponto aqui é: escolhas. As consequências de repetir essa rotina de segunda a segunda, por décadas, chegam devagar. Se ainda não chegaram para você, quantas pessoas queridas à sua volta já não estão sofrendo com falta completa de energia e de disposição? Com um apetite cada vez maior, apesar de se perceberem beliscando o dia todo? E que vêm ganhando um pouquinho de peso por ano, avançando uma casa do cinto por vez – mas, ao olhar para trás, já ganharam uns bons cinco quilos? Pois esses são sintomas de um metabolismo quebrado. A seguir, vou explicar em detalhes o que pode estar acontecendo. E claro que também vou falar das soluções.

16   A ciência do desconforto

Este livro aborda profundamente o que você ganha ao escolher caminhos à primeira vista menos confortáveis, para que seja livre e dependa menos de motivação e inspiração externos. Isso faz diferença para conseguir colocar em prática o que é preciso, com consistência.

Precisamos retomar as rédeas de nossa vida. E já passou da hora de fazermos escolhas melhores. Ainda mais quando a nossa saúde e a nossa felicidade estão em jogo.

O ELEFANTE NA SALA QUE MUITOS FINGEM NÃO VER

Todos os olhos estão voltados para a questão da obesidade. Comunidade médica, governos, cidadãos. Afinal, os números são bem expressivos: mais de 1 bilhão de pessoas no mundo estão obesas (ou seja, uma em cada oito); 43% dos adultos estão com sobrepeso; e, entre 1990 e 2022, a obesidade entre adultos mais do que dobrou, quadruplicando entre crianças e adolescentes (de 5 a 19 anos).[1]

No Brasil, a situação também requer atenção. Mais da metade dos brasileiros está acima do peso. Imagine uma fila de supermercado com bastante gente: para cada quatro pessoas, uma é obesa, enquanto uma em cada duas está com excesso de peso. Essa proporção é superior à previsão para a média global, na qual se estima que 54% da população adulta do planeta terá sobrepeso ou obesidade até 2035. Ou seja, o nosso país já está acima da média global, e a situação tende a se agravar nos próximos anos, caso medidas efetivas não sejam implementadas para combater esse problema de saúde pública.[2]

A questão da obesidade, de fato, é importante, mas acredite: esse não é o nosso maior problema. Existe um elefante na sala, e poucos estão dispostos a reconhecê-lo. Há algo chamado "disfunção metabólica", condição que antecede várias doenças metabólicas – como diabetes tipo 2, doenças cardiovasculares (infarto, hipertensão arterial, alterações no colesterol), esteatose hepática não alcoólica (fígado gorduroso não relacionado ao álcool), entre outras enfermidades[3] – que podem estar presentes, mesmo sem a obesidade. Ficou confuso? Vamos organizar os conceitos agora.

Primeiro, é preciso entender o que é metabolismo. Em poucas palavras, é o conjunto de processos que nos mantém vivos, e parte disso se refere a transformar em energia o que ingerimos, a fim de fazer o corpo humano funcionar. Nele também estão incluídos os processos necessários para nos livrarmos daquilo de que não precisamos. Tudo o que deve ser construído (anabolismo) é orquestrado com tudo o que deve ser destruído (catabolismo). É como o funcionamento do carro. Existe um "metabolismo" do combustível que faz um veículo andar: sabemos que o combustível depositado no tanque foi processado, transformado em energia, e essa energia foi transmitida para o motor que faz o automóvel girar as rodas e se movimentar. Para isso, são destruídos e eliminados metabólitos finais desse combustível – a fumaça que sai pelo escapamento, por exemplo. Mesmo sem entender todos esses mecanismos, vemos ao final uma máquina incrível funcionando!

Da mesma maneira, quando o automóvel para sem razão, sabemos que há algo de errado ou até quebrado. Pois assim é a disfunção metabólica, termo-chave que vamos utilizar para nomear um metabolismo que não está funcionando como deveria.

Um metabolismo quebrado manifesta uma série de problemas – que podem aparecer em diferentes combinações, variando de pessoa para pessoa. Imagine um iceberg enorme, com cada ponta dele representando uma doença metabólica: fígado gorduroso, pressão arterial elevada, infarto, AVC, obesidade, pré-diabetes, diabetes tipo 2, triglicérides elevados, gota. E, aí, quando mergulhamos mais fundo, olhando além do que está boiando na superfície, encontramos a disfunção metabólica. Quanto menos saúde metabólica você tem, mais pontas de iceberg despontam para fora da água.

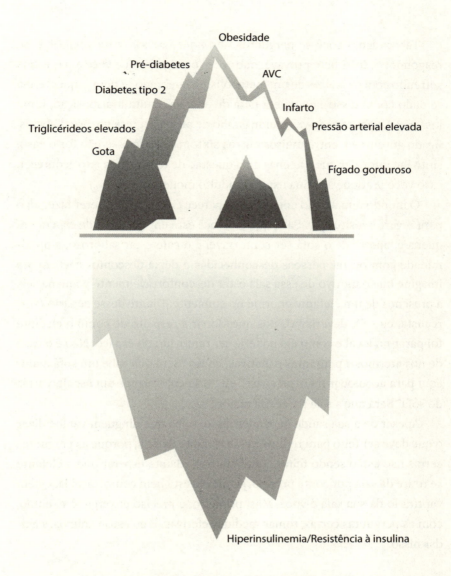

O grande problema é que estamos com hiperfoco em apenas uma ponta do iceberg – a obesidade –, e a medicina moderna aborda cada uma das pontas do iceberg de maneira independente, como se não tivessem qualquer conexão entre si. Acabamos por não relacionar todas essas condições com o grande problema que está escondido lá embaixo d'água: a hiperinsulinemia, ou resistência à insulina, que representa um tipo específico de disfunção metabólica (mau funcionamento do metabolismo).

Talvez agora você se pergunte: *Mas o que isso tem a ver comigo?* E eu respondo: tudo. É bem provável que você (ou alguém que você ama) esteja sofrendo com os efeitos de um metabolismo quebrado (e nem sequer tenha se dado conta disso): completa falta de energia, muita indisposição, fome insaciável, apetite cada vez maior, ganho de peso progressivo, pré-diabetes, fígado gorduroso, entre muitos outros sintomas. E, se esse não for o caso, sinto lhe informar que é apenas uma questão de tempo para isso acontecer, caso você pratique a rotina usual do adulto moderno.

O mundo tem estado doente e não parece enxergar ou querer fazer algo para reverter a situação. Sabe quando você está em uma sala de espera pequena e, apesar de o sofá ser confortável e o café estar saboroso, a proximidade com outras pessoas desconhecidas o deixa desconfortável? Agora imagine que o motivo de essa sala estar desconfortavelmente pequena seja a presença de um elefante enorme no ambiente. Diante desse cenário (surrealista, eu sei), deveríamos nos questionar a respeito de como o elefante foi parar no local e como ele poderia ser removido do espaço. Não é o caso de nos atermos a perguntas paliativas, como "Será que cabe um sofá maior aqui para acomodar mais pessoas?" ou "E se colocarmos um espelho atrás do sofá? Será que a sala pareceria maior?".

Apesar de a sua saúde depender disso, saiba que ninguém vai lhe dizer o que deve ser feito para remover esse elefante da sala, porque as perguntas certas não estão sendo feitas. Também não adianta esperar que o elefante se retire da sala por conta própria, já que ele está bem confortável lá. Quem vai tirá-lo da sua sala é você. Mas, primeiro, é preciso enxergá-lo e, então, com as perguntas certas, tomar medidas efetivas. E eu estou aqui para ajudar nisso.

UMA DOENÇA DA VIDA MODERNA

Vivemos uma crise na saúde metabólica. Vou contar mais sobre essa epidemia usando dados de pesquisas realizadas nos Estados Unidos porque, infelizmente, não há dados com esse nível de detalhamento no Brasil. Você sabia que 93% dos habitantes norte-americanos já estão com o metabolismo quebrado?[4][5] Se apenas 7% dos norte-americanos têm um metabolismo saudável, podemos afirmar que o novo normal é estar doente e que ter um metabolismo saudável virou exceção. Esses números são para lá de alarmantes, e o Brasil costuma seguir as tendências dos EUA, sejam elas boas ou ruins. Então surgem novas e importantes perguntas: O que está causando essa epidemia? Será que estamos seguindo essa tendência específica e esse é também o nosso futuro?

Segundo estudos,[6] as principais causas do agravamento da saúde metabólica têm a ver com o nosso estilo de vida moderno, que desrespeita alguns (ou todos) os pilares inegociáveis para uma boa saúde. A alimentação moderna contém produtos que boicotam a saúde, além de serem pobres em nutrientes e terem calorias de sobra. Não estamos falando de brócolis e salmão, e sim de refrigerante e salgadinho (alimentos ultraprocessados). Numa vida em um ritmo frenético, a carga horária de trabalho é extensa, o tempo de locomoção em grandes cidades é elevado, dormimos cada vez menos e, pior, sacrificamos o movimento e a atividade física para dar conta de todas as outras demandas que são resolvidas de maneira sedentária. A mente também sofre com esse ritmo, com a sobrecarga de informações e a hiperconexão, que sequestrou o silêncio, os momentos de pausa e a reflexão.

Vai me dizer que você não identifica em sua vida algo desse novo modelo normalizado de estilo de vida?

Pois bem. O maior desafio quando o assunto é disfunção metabólica é justamente enxergar o que quebra um metabolismo, para que você possa se juntar aos 7% dos norte-americanos que conseguiram se proteger. Fato é: deixar-se levar pelas escolhas confortáveis do dia a dia moderno vai arrastar você ao grupo dos 93%.

Mas vivo há anos dessa maneira. Se eu não me recompensar várias vezes por dia, rolando a tela do celular, comendo um docinho entre as refeições e maratonando minhas séries antes de dormir, posso não dar conta de lidar com todo o meu estresse – você pode estar pensando assim.

Aquela vida perfeita que você vê nas redes sociais, zerada de estresse e de desconforto, de fato não existe. Mas é possível lidar com os problemas do cotidiano sem depender somente de hábitos corrosivos. Você já percebeu que muitas das suas escolhas do dia a dia, apesar de normalizadas, não são saudáveis. Não é preciso jogar fora o seu smartphone, morar na floresta e abrir mão da sua vida social e de uma bela sobremesa de vez em quando. Porém, ao contrário do que muitos pensam, a dose normalizada de conforto que experimentamos no dia a dia não é saudável e está tão enraizada, que já está transformando doenças metabólicas em rotina. Mudar é sempre desconfortável, mas, a menos que você esteja disposto a tirar o elefante da sala, caminhar passivamente em direção a muitas pontas do iceberg provavelmente também será o seu destino.

Não estou falando isso para assustar, apenas para alertar. Fique tranquilo, pois também vou apresentar a solução.

A MINHA HISTÓRIA

Você pode estar se perguntando: *Quem é essa doutora que afirma ter a solução para um metabolismo quebrado?* Sou médica anestesista formada pela Universidade Estadual de Campinas (Unicamp), onde também defendi meu doutorado. *Uma anestesista falando sobre metabolismo, obesidade e estilo de vida saudável? Como assim?*

Eu amava atuar como anestesista, em especial nas cirurgias de emergência. Sinceramente, não estava no meu script mudar de especialidade. Mas enxergar esse elefante na sala da crise da saúde moderna foi tão transformador, que estou aqui.

Corta para a minha vida pessoal. Engordei dezesseis quilos na gestação do meu segundo filho. Uma combinação de muito estresse com as piores escolhas alimentares como "remédio" para lidar com o meu sofrimento. Eu tinha a esperança de perder peso quando começasse a amamentar. Mas, para mim, sempre foi uma dificuldade perder um quilinho sequer, então não é surpresa dizer que isso não aconteceu. Em uma época bastante desesperançada, ganhei de uma querida amiga, médica radiologista, o livro *Por que engordamos: e o que fazer para evitar*,[7] escrito por Gary Taubes, e confesso que comecei a leitura um pouco cética. À medida que virava as páginas, no entanto, percebi que o conteúdo era embasado em estudos científicos de qualidade. Imediatamente passei a incorporar o que li, e vi os primeiros

22   A ciência do desconforto

resultados na minha disposição e nos meus níveis de energia. Depois, emagrecendo. Daí em diante, nunca mais parei de estudar sobre o assunto e mergulhei cada vez mais fundo, até ter noção do real tamanho do iceberg.

Passei por uma crise existencial. Eu havia feito medicina para servir às pessoas e promover saúde. Mas descobri que, até então, nada sabia sobre saúde ou a respeito de como impedir que o rolo compressor dos hábitos modernos quebrasse o metabolismo dos meus pacientes – cada vez mais cedo.

Nessa época, comecei a compartilhar essas informações no meu Instagram. Eu refletia: *Por dia, posso anestesiar entre dois e seis pacientes, dependendo do porte da cirurgia. Mas, se eu compartilhar esse conhecimento recém-adquirido com cem pessoas, já será um alcance maravilhoso!* Afinal, muitas cirurgias podem ser evitadas com essas informações que você vai aprender aqui.

Adicione a essa crise profissional o fato de eu ter um histórico de saúde familiar complicado, marcado por obesidade e diabetes tipo 2 de um lado da família e câncer de mama e de cólon do outro. Essas doenças sempre me assombraram, como se fossem avisos em neon do que estava à minha espera no futuro.

Junte essas questões – o meu histórico familiar e a minha missão de ser útil como médica – e fica mais fácil entender como essa sequência de fatos serviu de ignição para que eu me aprofundasse em enxergar a saúde (e a medicina) sob outras lentes – dessa vez, dando a devida importância ao impacto dos nossos hábitos, como alimentação, sono e atividade física, pilares que por vezes são colocados em segundo plano, inclusive sendo superficialmente mencionados ao longo do aprendizado acadêmico tradicional.

Desde então, passei a investir em formações, extensas pesquisas e atualizações em vários congressos internacionais, além de ter realizado um estágio no Canadá com o renomado nefrologista Dr. Jason Fung, especialista em jejum terapêutico. Essas experiências transformadoras redirecionaram minha carreira, levando-me a implementar protocolos de jejum intermitente associados à alimentação baixa em carboidratos em minha clínica no Brasil.

É interessante notar que, como todo anestesista, sempre me preocupei com o jejum para garantir a segurança dos meus pacientes na cirurgia. Depois de estudar com mais profundidade a prática regular do jejum, passei a utilizá-lo como uma das poderosas ferramentas para consertar um metabolismo quebrado, atuando na raiz de tantas pontas do iceberg.

Hoje sou bastante ativa nas redes sociais (de onde talvez você me conheça: @dra.mairasoliani, no Instagram ou no YouTube) e compartilho informações valiosas sobre prevenção e tratamento de doenças metabólicas que já estão instaladas. Já perdi a conta de quantos depoimentos emocionantes recebi (para a minha realização, já passaram de cem há muitos anos). Além dos meus queridos pacientes, já foram mais de 2 mil alunos que também tiveram suas vidas transformadas pelos conceitos que vou apresentar neste livro.

EM BUSCA DE UMA SAÚDE ANTIFRÁGIL

Aqui você vai conhecer o **Método Mitoflex**, resultado de anos de experiência e pesquisas, e a partir dele entender como a nossa vida moderna "superconfortável" pode ser corrosiva. A verdade é que, com os avanços tecnológicos, acabamos nos tornando reféns de nossa própria prosperidade. Controlamos a temperatura do ambiente utilizando ar-condicionado ou aquecedor; fazemos uso de meios de transporte para nos locomover com mais facilidade; consumimos alimentos prontos que economizam o tempo de cozinhar; realizamos, com os smartphones, inúmeras atividades que antes eram trabalhosas; e conseguimos até escapar de conversas difíceis do tipo olho no olho, usando apenas mensagens de WhatsApp e emojis – sem contar várias outras facilidades. Fato é que todo esse progresso nos tornou menos tolerantes a situações desconfortáveis.

Proteger sistematicamente nossa saúde do que é desconfortável tem um custo muito alto, pois, assim, deixamos de fortalecer o nosso metabolismo. O nosso metabolismo é um sistema perfeito, projetado pela natureza para nos fazer ter sucesso em um mundo imprevisível, cheio de desconfortos. A esse tipo de sistema damos o nome de *antifrágil*. Empresto esse conceito de Nassim Nicholas Taleb, que escreveu o imperdível *Antifrágil: coisas que se beneficiam com o caos*.[8] Taleb notou que protegemos coisas frágeis porque elas simplesmente não resistem ao menor insulto, como taças de cristal ao caírem da mesa. Já um copo de plástico é resistente à quebra, mas também não se beneficia dela (não melhora após insultos e intempéries, como cair da mesa). O copo é apenas resiliente. Porém existem coisas (ou sistemas) que PRECISAM ser derrubados de tempos em tempos para melhorarem. Temos, então, a definição do que significa ser antifrágil: algo que precisa de desconforto para se tornar mais forte. Por isso, é necessária uma dose saudável de desconforto para que mantenhamos o nosso metabolismo na categoria antifrágil.

Importa contrastar que isso não significa renunciar a toda e qualquer facilidade trazida por avanços tecnológicos, mas é preciso desenvolver um olhar crítico em relação ao estilo de vida atual – repleto de mordomias que, dependendo da dose, podem fragilizar (e muito) o nosso metabolismo, a ponto de ele se quebrar. Há o estresse ruim e o bom (sim, este último existe e vou provar a você). Saber diferenciá-los lhe permitirá fazer escolhas que nem sempre são as mais confortáveis no presente, mas que vão estabelecer uma saúde antifrágil, que possibilite desfrutar da vida ao máximo. Nessa jornada, vou guiá-lo pelos seis passos do meu método:

- **1º passo: Não ignore os sinais!** – Vamos aprender a ler os sinais que seu corpo tem lhe enviado, mas que talvez você esteja ignorando.
- **2º passo: Coma bem!** – Comer só o que é confortável tem um custo. Aqui você vai entender qual é ele e o que fazer para não desrespeitar o princípio dos 4 Qs e 1 C: Quando comer; Quantas vezes comer; Quanto comer; Qualidade da comida; Como comer.
- **3º passo: Jejue bem!** – Comer sem dar um descanso necessário para o corpo tem um preço. Vamos entender por que o jejum é um desconforto esquecido, além de derrubar os mitos que o envolvem e compreender como ele é uma ferramenta poderosa para manter um metabolismo antifrágil.
- **4º passo: Durma bem!** – Muita atividade mental sem descanso de qualidade tem um preço. Você vai perceber como algumas atitudes desconfortáveis na rotina podem melhorar (e muito) a qualidade do seu sono e beneficiar a sua saúde metabólica.
- **5º passo: Mexa-se!** – Integrar o movimento à sua rotina é essencial, e pequenas mudanças já fazem grande diferença. Vamos ver como

praticar atividade física regular só traz benefícios, e um deles é a aceleração do metabolismo, fortalecendo a proteção contra doenças metabólicas.

- **6º passo: Desacelere!** – A falta de tédio também tem um preço. Quando você entender isso, nunca mais enxergará o ócio da mesma maneira. Vou explicar por que você deve resgatá-lo, apresentando várias opções para desacelerar com qualidade.

Para guiá-lo nessa trajetória rumo à sua nova versão, vou apresentar diversos estudos científicos de qualidade, ajudando você a incorporar uma mentalidade inteligente para viver melhor, além de compartilhar histórias reais e exemplos pessoais. Disponibilizarei também testes úteis e tabelas que o ajudarão a adotar o **Método Mitoflex**.

Vamos mergulhar fundo para enxergar o tamanho do iceberg. Ao final da nossa caminhada, você estará preparado para assumir de fato as rédeas da sua vida, focando a verdadeira felicidade, e não apenas os prazeres momentâneos.

Lá atrás, quando mudei meu estilo de vida, eu não sabia ainda, mas estava tomando a melhor decisão ao priorizar o meu bem-estar, a minha saúde, o meu futuro. Desejo que, ao concluir este livro, você tenha feito a mesma escolha.

A vida não pode se resumir a buscar somente o que é fácil e prazeroso. É preciso perseguir o que é significativo. Por isso, não vou proteger você do desconforto. Vou lhe mostrar o que o espera, caso esteja disposto a enfrentar o elefante da sala. Rumo ao metabolismo antifrágil.

Espero você no primeiro capítulo!

Capítulo I
UMA EPIDEMIA SILENCIOSA

> ## Até quando vamos fingir que o mundo não está doente?

> ### Em Deus confiamos; todos os demais devem apresentar dados.
>
> W. EDWARDS DEMING[1]

Outro dia, assisti a um **vídeo viral de uma jiboia** capturando uma irara (um tipo de doninha) de quase um metro. Foi um guia da Costa Rica que fez essa filmagem impressionante.[2] Essa serpente, que pode chegar a até quatro metros, "abraça" o animal capturado em um movimento chamado "constrição", limitando a circulação do sangue dele até interromper o fornecimento de oxigênio, para depois engoli-lo por inteiro. A jiboia, por não ter dentes, não mastiga as refeições.[3] Esse processo é demorado. Ela espera o momento oportuno para dar o bote. Quando se enrosca na vítima, aguarda pacientemente até que esta morra – o que pode levar horas.[4]

Mas me interessei pelo "abraço da jiboia" também por outro motivo. Essa tática se parece com a epidemia silenciosa que assola a saúde moderna. A maioria de nós está envolvida em um abraço semelhante a esse, ainda que não nos tenhamos dado conta do que está acontecendo. São aqueles quilos que você ganha sem perceber, e de repente o médico prescreve um medicamento para controlar o colesterol, ou detecta um fígado gorduroso no seu ultrassom. E lá se vão duas casas a mais no seu cinto, uma nova medicação para controlar sua pressão arterial e outra para o açúcar no sangue. Uma volta discreta por vez e a jiboia prossegue implacável, dando outras e outras voltas... sabe lá Deus por quanto tempo. E, quanto mais voltas a jiboia dá, mais difícil fica se desvencilhar dela.

O MUNDO ESTÁ DOENTE

Essa afirmação não é um exagero; não a uso como frase de impacto. Também não é uma questão de opinião. Acompanhe aqui os números e veja que não é uma teoria da conspiração.

Na década de 1980, não existia nem um nome para fígado gorduroso em pessoas que não abusavam de álcool. Hoje, estima-se que 25% da população adulta no planeta tenha esse problema, mesmo sem consumir bebida alcóolica de maneira exagerada ou problemática. Essa condição já é, inclusive, a causa mais comum de doença hepática crônica. E, pasme, apesar de pouco valorizada, pode evoluir para cirrose e câncer do fígado. Quando se trata de esteatose hepática no Brasil, não há dados atualizados, mas a estimativa é que aflija 24% da população.[5] Nos Estados Unidos, já é a segunda maior indicação para os transplantes de fígado.[6][7]

Apesar de descrita desde a civilização egípcia, até o início do século XX o diabetes tipo 2 também era uma doença pouco frequente. A partir da década de 1970, houve um aumento exponencial,[8] a ponto de hoje, no mundo, um em cada dez indivíduos conviver com a enfermidade. Estamos falando de 537 milhões de adultos e com uma perspectiva de crescimento para assombrosos 783 milhões até 2045.

Muitas dessas pessoas nem sequer sabem de sua condição; na América do Sul e Central, por exemplo, um em cada três cidadãos tem diabetes não diagnosticada. Uma morte a cada cinco segundos[9] parece uma velocidade de um mundo saudável? Pois em 2021 o diabetes foi responsável por 6,7 milhões de mortes.

Também parece saudável o fato de uma em cada oito pessoas estar obesa em todo o globo?[10] Repare neste crescimento exponencial: quase metade da população mundial (43%) vive com sobrepeso – quando, em 1990, esse número correspondia a 25%.[11] Além de a obesidade ser um fator de risco para treze tipos de câncer – incluindo o de mama pós-menopausa, de intestino, útero, rins, esôfago, pâncreas, fígado e vesícula biliar[12] –, estar com sobrepeso aumenta em 17% seu risco de morrer por câncer.[13]

No Brasil, os números não são muito melhores (alguns chegam a ser piores). Um quarto dos adultos está obeso.[14]

Uma epidemia silenciosa   29

Se colocarmos nessa conta os brasileiros que estão acima do peso, além dos que estão obesos, o Brasil já supera a média global de pessoas com excesso de peso – estima-se que, até 2035, 54% dos adultos em todo o mundo estarão acima do peso. No Brasil esse número já é realidade. Mais da metade da população adulta brasileira está com excesso de peso. Aliás, um estudo divulgado na BMJ Global Health aponta que, até 2060, a previsão é de que 88,1% da população brasileira lidará com problemas de peso.[15] Este livro trata justamente de como poderemos fazer parte dos 11,9% e, quem sabe, melhorar essa previsão.

Ficou convencido do tamanho do problema? Os brasileiros já estão com várias voltas daquele abraço da jiboia. Temos dados alarmantes sobre mais pontas do iceberg: outra pesquisa constatou que 26,6% dos brasileiros têm hipertensão arterial e 10,3% da população estudada foi diagnosticada com diabetes.[16] E olha que nem comecei a falar sobre como está a situação das nossas crianças e dos nossos adolescentes...

CRIANÇAS COM DOENÇAS DE ADULTOS

Houve uma época em que crianças mais rechonchudinhas e com bochechas gordinhas eram sinônimo de saúde. Lá no passado, quando antibióticos ainda nem existiam, esse pensamento até fazia um pouco de sentido, afinal associavam-se os pequeninos mais nutridos a uma maior resistência a processos infecciosos na fase da infância.

Bem, esses tempos ficaram para trás. Hoje é uma questão de saúde pública que precisa da nossa atenção. O abraço da jiboia, que antes se limitava a adultos, está acontecendo cada vez mais cedo. Doenças crônicas,[17] como esteatose hepática não alcoólica e diabetes tipo 2, agora são frequentes em crianças, um grupo etário que nunca havia manifestado tais patologias. Além disso, a dislipidemia – popularmente conhecida como colesterol alto – e a hipertensão arterial, dois fatores de risco para doenças cardiovasculares, agora são comuns na infância. Embora esses problemas sejam frequentes em crianças obesas, eles também ocorrem em crianças com peso adequado – tanto que a incidência de crianças com diabetes é maior do que a de crianças obesas em vários países, como Índia, Paquistão e China (mais uma vez mostrando que a obesidade não explica, sozinha, esse fenômeno).[18]

Segundo a Organização Mundial de Saúde (OMS), o número de crianças com sobrepeso e obesidade aumentou de 8% em 1990 para 20% em 2022 – o que equivale a 390 milhões de crianças e adolescentes. Entre os menores de 5 anos, o número chega a 37 milhões.[19]

O Brasil apresenta números preocupantemente altos em comparação com a média mundial também quando falamos de sobrepeso em crianças. Em 2022, enquanto a prevalência em crianças com excesso de peso era de 5,6% no mundo, no Brasil essa taxa já atingia 10%. É ainda mais alarmante entre os adolescentes brasileiros: 33% estão com excesso de peso (a média mundial é de 18,2%).[20]

Cada vez mais cedo aparecem as pontas de iceberg: temos 22% dos jovens de 12 a 17 anos com pré-diabetes. Eu poderia preencher páginas e páginas com mais desses números. Mas acredito que já tenha ficado claro como essa questão é urgente. Como pais, precisamos entender essas tendências para que possamos modificar nossos hábitos confortáveis não só de maneira individual, mas em nosso núcleo familiar. Incorporar essas mudanças em casa afeta positivamente a qualidade de vida e nossa economia.

O PREÇO DA INÉRCIA

Lembra-se daquela estimativa de até 2060 o Brasil estar com 88,1% da população com excesso de peso?[21] O custo, em questões monetárias, será alto: na marca dos trilhões, para ser mais exata – 218,2 bilhões de dólares (cerca de 1,3 trilhão de reais), deixando o Brasil na sétima posição entre uma projeção para 161 países. Esse valor inclui despesas médicas diretas (medicamentos, cirurgias e internações) e indiretas (gastos de transporte para tratamentos de saúde e custos com cuidadores), refletindo perdas econômicas advindas de mortes prematuras, absenteísmo laboral e redução da produtividade por questões de saúde atreladas ao excesso de peso. Estima-se que a China, em 2060, enfrentará o maior impacto econômico, com previsões de custos chegando a 10,1 trilhões de dólares. Os EUA esperam atingir a marca de 2,6 trilhões de dólares de custos em saúde em 2060 (em torno de 13,3 trilhões de reais), colocando-os na segunda posição em termos de impacto econômico.

Não há como resolver um problema sem saber que ele existe. Se nada for feito, a projeção é de que os custos econômicos globais do sobrepeso e da obesidade cheguem à marca de 3 trilhões de dólares até 2030, ultrapassando impressionantes 18 trilhões até 2060. O aumento dos custos afetará especialmente os países de renda média-alta, bem como de renda mais alta, e será observado em todas as regiões do mundo.[22][23][24]

Acompanhando a projeção de gastos que cada uma das pontas do iceberg pode representar, há indícios de que um colapso do sistema de saúde está à espreita. Será muito difícil algum país conseguir sustentar essa epidemia silenciosa por muito tempo em um cenário no qual a população fica cada dia mais idosa.

Percebe como precisamos compreender o efeito como um todo? Esses números escancaram a magnitude do problema, a necessidade urgente de ação e o preço da inércia – ou das perguntas erradas que ignoram o elefante na sala. Essa visão objetiva e numérica é essencial.

É preciso reconhecer que as estratégias atuais não estão sendo efetivas em diminuir esses custos. Estamos falhando na prevenção (crianças e adolescentes enfrentam cada dia mais cedo essas condições) e também no tratamento (os números de pessoas com diabetes tipo 2, obesidade e outras pontas do iceberg continuam a subir). A epidemia silenciosa está se espalhando em ritmo assustador, e a jiboia está nos abraçando.

Já passou da hora de recalcularmos a rota e partirmos para um caminho novo, porque este em que estamos hoje claramente é insustentável em longo prazo.

A MEDICINA, ENTÃO, TEM FALHADO?

Sim, e esse é outro problema.

Na introdução, comentei sobre a minha crise existencial ao enxergar o elefante da sala. Eu me lembro de como me angustiavam os pacientes de cirurgia cardíaca. Os casos eram muito parecidos, mas me recordo de detalhes nítidos do último que atendi nessa especialidade.

O paciente chegou com uma dor fulminante no peito e entrou para um cateterismo[25] de urgência. Precisava colocar um stent (dispositivo parecido com uma mola) para desbloquear a passagem de sangue que nutre o coração. O procedimento correu bem, porém eu olhava os exames e enxergava que ele estava medicado para cada uma das pontas do iceberg que o afligiam. Ele não era obeso, mas tinha gordura acumulada na cintura, com pernas bem finas. Estava em uso de uma polifarmácia: um medicamento para controlar a glicemia, que estava nas alturas (pré-diabético), dois para controlar a pressão alta, outro para reduzir os triglicérides elevados, um para controle do LDL colesterol e mais um para controlar o ácido úrico (ele também tinha crises de gota). Ao término do procedimento, ele voltaria para os mesmos hábitos que o levaram até lá, já no quarto do hospital: torrada integral multigrãos, margarina, geleia zero com maltodextrina, café com leite desnatado e um suco de laranja. Sem mudar os hábitos, o pré-diabetes avançaria para o diabetes e a glicação e oxidação das artérias continuaria acontecendo rumo a um próximo infarto. Só uma questão de tempo até que a jiboia prosseguisse com mais voltas.

Muitas vezes o sistema médico está preparado para diagnosticar doenças apenas quando estão em fase avançada, como se só conseguíssemos reconhecer a jiboia depois que ela já tivesse estrangulado a vítima. Isso acontece porque a medicina de hoje, em grande parte, foca remediar os sintomas das doenças já instaladas, sem atuar na causa delas. Pensando nesse paciente: décadas antes de chegar àquela sala de emergência, ele já tinha várias pontas do iceberg visíveis na superfície. Remediar cada ponta do iceberg não foi o suficiente para evitar aquele infarto. A questão é que é possível fazer mais pela saúde das pessoas do que apenas atenuar sintomas (e, sim, também precisamos remediar sintomas, mas sem nos esquecer de mirar na causa). Não é preciso esperar a "jiboia abraçar aos poucos" e permitir que essas doenças se desenvolvam para, somente então, agir.

Quando se vai além, abordando a causa das doenças, conseguimos retardar e até mesmo evitar o aparecimento delas.

Com os avanços da medicina moderna, vivemos muito mais. Estima-se que a média de expectativa de vida dos homens das cavernas girava em torno de 30 a 35 anos (embora muitos indivíduos não chegassem sequer a essa idade, devido a doenças infecciosas, ferimentos, desnutrição e mortalidade infantil).[26] Graças a antibióticos, exames diagnósticos e cirurgias, a medicina moderna evoluiu imensamente em tratar doenças agudas, e sobretudo em conter as infectocontagiosas. Isso nos garantiu maior sobrevida, razão de a população estar envelhecendo e motivo para sermos sempre gratos por vivermos em tempos modernos (ufa!).

Porém, quando o assunto são as doenças crônicas, pouco evoluímos. A população está ficando mais velha, mas não está chegando à velhice com qualidade.

Doenças crônicas são complexas, e o principal erro do modelo atual da medicina é tratá-las exatamente como as doenças agudas. Veja que, para doenças com apenas uma causa isolada, como a tuberculose, é muito fácil achar uma solução única e simples. Se a causa é uma bactéria, um antibiótico específico resolve. Já nas doenças crônicas, são inúmeros os fatores que interagem entre si de maneira complexa e individual. É uma mistura entre genética e ambiente, temperada pelo fator tempo, que contribui para a manifestação lenta e progressiva das pontas do iceberg. Buscar uma solução única através de uma bala de prata que resolva tudo não passa de uma panaceia.

Precisamos evitar o abraço da jiboia. Mas, uma vez instalado, podemos ir além de apenas buscar aliviar os sintomas. Um ótimo primeiro passo é perceber o cenário quanto antes.

E se eu lhe dissesse que temos maneiras precoces de identificar esse abraço – às vezes, até décadas antes? No próximo capítulo, além de dar um nome melhor a esse abraço, vou lhe mostrar como tudo isso afeta a sua vida.

Capítulo 2

A LÓGICA DO "EU MEREÇO!"

Seguir vivendo em um mundo de ilusões ou adquirir consciência sobre a realidade?

Essa é sua última chance. Depois disso, não há como voltar. Você toma a pílula azul, e a história acaba. Você acorda em sua cama e acredita no que quiser acreditar. Você toma a pílula vermelha e fica no País das Maravilhas. E eu mostro a profundidade da toca do coelho.[1]

Fogos de artifício, brindes e metas: é assim que começa o ano no calendário de muitos de nós. Digo no calendário porque sabemos que, aqui no Brasil, o ano de verdade só começa após o Carnaval. Nesse ínterim, ficamos em uma espécie de limbo, no qual os novos hábitos que têm a ver com aquelas resoluções que fizemos no dia 1º de janeiro vão se enfraquecendo diante dos planos para a festa popular – essa é a realidade para 88% das pessoas que, segundo pesquisa, abandonam a nova rotina já em fevereiro.[2]

Passado esse período, o dia a dia do brasileiro moderno é mais ou menos o seguinte: jantamos tarde da noite porque é a hora que conseguimos vencer o trânsito e chegar à nossa casa. Estamos tão cansados que, em vez de cozinhar, pedimos comida pelo aplicativo de entrega – mais rápido, mais fácil e mais cômodo, o que, claro, nos rende muito prazer. Pensamos: *Eu mereço!*

Para relaxar um pouco, assistimos à televisão deitados. E, quando nos damos conta, já passamos horas em frente à TV, mesmo sabendo que isso atrapalha o sono. Trabalhamos horas a fio na mesa do escritório diante de uma tela. Mas chegamos tão estressados do trabalho, que precisamos nos distrair, agora deitados e com uma tela diferente. Preciso relaxar; logo, *eu mereço!*

Pegamos o celular para programar o despertador, mas caímos numa rolagem de tela infinita vendo redes sociais. Pronto, lá se foram 40 minutos a menos de sono. Quando decidimos dormir, sentimos um pouco de mal-estar, uma azia chata, porque é comum depois do jantar beliscar umas guloseimas para acompanhar as telas, mesmo que seja logo antes de nos deitarmos. Resultado? Dormimos menos e mal, digerindo em vez de aprofundar o sono. No dia seguinte, é difícil levantar mais cedo para ir à academia. O sono foi, além de pouco, quebrado e superficial. Não sobra energia. *Eu mereço ficar quietinho mais um tempo nesse travesseiro macio!*

De café da manhã, comemos um belo pão com manteiga, uma tapioca com geleia e um suco de laranja para acordar. Ainda quem sabe um bolinho de cenoura, afinal... *Dormi mal essa noite, então eu mereço!*

Vamos para o trabalho (de carro), chegamos ao escritório (de elevador) e começamos a trabalhar (sentados). Assim, passamos horas sem mover nada mais além das mãos. E aí, no intervalo do trabalho, hora das guloseimas, que são maravilhosas para aplacar o cansaço de mais um dia. Novamente... *Eu mereço!*

Isso se repete dia após dia. É uma avalanche de "eu mereço" para aliviar os percalços da rotina (que realmente não são poucos). É um ciclo que se repete por décadas. E não só de segunda a sexta.

Para a maioria de nós, existe um nível ainda mais elevado de "modo recompensa" que se manifesta aos fins de semana. O que deveria ser um tempo de descanso e recarga acaba se tornando um empilhamento de "eu mereço" cada vez mais denso. Não é difícil perceber que muitas das nossas atividades de descompressão, que teoricamente deveriam aliviar o estresse, são na verdade apenas maneiras de buscar uma satisfação imediata – como todos aqueles drinks a mais, a quantidade de comidas e restaurantes que ultrapassam nossa rotina ou o descanso que se transforma em imobilidade e apatia.

Eu gosto de fazer algumas perguntas aos meus pacientes, e vou deixá-las aqui para você refletir também:

- O que você faz para desestressar e extravasar o cansaço da semana quando tem um tempo livre?
- Quais dessas suas atividades corriqueiras de fim de semana não envolvem comer bastante e beber mais álcool do que gostaria?
- Quantas vezes atividades ao ar livre que envolvam se movimentar fazem parte dos seus sábados e domingos?

Essas perguntas podem parecer simples, mas revelam muito sobre como temos lidado com o tempo livre no mundo moderno. Na vida agitada de uma paulistana como eu, a perspectiva pode ser bem diferente da de quem vive no Rio de Janeiro e encontra-se com os amigos para jogar beach tennis. Mas, no fim das contas, noto que esse comportamento se espalha por todo o Brasil. Muitos planejam seus fins de semana em torno de atividades que são recompensas imediatas verdadeiramente incríveis, mas que acabam sendo apenas atalhos para um alívio temporário.

Uma coisa que me deixa verdadeiramente desanimada no consultório é quando o paciente, depois dos primeiros quarenta dias de mudanças absolutamente bem-sucedidas de hábitos, me diz que vai fazer um cruzeiro – não pelo fato de que ele vai descansar, tirar uns dias longe da correria cotidiana. A questão é que, em geral, quando saímos de férias, estamos no modo *eu mereço* superativado.

Quando se trata de um cruzeiro *all inclusive*, ou de qualquer pensão completa, ou até de roteiros de viagens exclusivamente gastronômicas, isso costuma funcionar também como um "spa de engorda". Acreditem, já fiz essas escolhas por muito tempo – e vira e mexe ainda tropeço nessas armadilhas –, só que hoje acontece muito menos e de maneira menos intensa. Eu sou aquela pessoa que sempre amou festas, vida social muito ativa e, principalmente, viagens. Isso não mudou; porém, entender essas armadilhas do *eu mereço* e refletir sobre elas me fez mudar muito a forma como aproveito as minhas férias e até como escolho os destinos e faço os meus roteiros de viagem.

Eu costumava ganhar facilmente três quilos por viagem e achava que tinha algo especialmente errado comigo. Mas eu, que vivia de plantão, acreditava que viajar para relaxar significava passar o tempo todo deitada na espreguiçadeira. Frequentar academia de hotéis era um desrespeito para as férias. Sofrer no desconforto de mover o corpo não fazia parte do que chamam de férias dos sonhos, certo? E o sinônimo desse "não sofrer" se resumia apenas a conhecer novas culturas através de museus (amo), comida, bebida e descanso. É certo que sempre caminhei bastante em viagens. Mas eu não tinha limites no quesito "provar culinária local". Uma vez fiz um roteiro de três dias em Buenos Aires para os meus pais, e eles disseram que precisariam de uma semana inteira para conseguir provar todas as comidinhas e vinhos que eu indiquei – por isso apelidaram esse roteiro carinhosamente de "Como explodir em Buenos Aires".

No nosso dia a dia moderno já utilizamos bastante a comida confortável para nos dar prazer como forma de aliviar o estresse. Hoje, alimentos cheios de açúcar estão por toda parte de maneira banalizada; eles deixaram de estar só nas viagens ou ocasiões especiais. Vemos balinha e bolinho no salão de beleza e na ótica, além de brindes no posto de gasolina ou em qualquer lugar aleatório. Além disso, ao sairmos da nossa rotina, escolhemos determinados esquemas de viagem que nos levam a exagerar ainda mais. Por isso volto ao exemplo de cruzeiros, resorts *all inclusive*, pensão completa e rodízios com comida à vontade.

Quando nos comprometemos financeiramente com uma pensão completa, isto é, com comida à vontade, nós nos sentimos obrigados a fazer valer aquele investimento – porque achamos que merecemos... Sim, merecemos o que há de melhor. Mas isso é reflexo do novo normal moderno maximalista para as indulgências alimentares. Contudo, essas recompensas não estão nos fazendo bem. Há muitas consequências nessa lógica de prazer e satisfação imediata do *eu mereço*.

Será que não merecemos algo mais profundo, que verdadeiramente nos recarregue para a semana ou até as próximas férias?

Nosso corpo sofre com isso. Fato é que esse superestímulo de recompensas imediatas que buscamos com excesso de comida e de álcool e com a falta de movimento fragiliza o nosso metabolismo bem antes de resultar em ganho de peso. A jiboia, que citamos no capítulo anterior, abraça você silenciosamente até que o metabolismo se quebre.

Muitas das nossas atividades de descompressão, que teoricamente deveriam aliviar o estresse, são na verdade apenas maneiras de buscar uma satisfação imediata.

A CIÊNCIA DO DESCONFORTO
@DRA.MAIRASOLIANI

COMO FOMOS ABRAÇADOS PELA JIBOIA

Há três conceitos principais para compreender como chegamos àqueles números assustadores de doenças que vimos no primeiro capítulo: metabolismo, metabolismo quebrado e resistência insulínica.

Primeiro, vamos definir o que é metabolismo. A maioria das pessoas pensa no metabolismo apenas como queima de calorias, mas ele é muito mais do que isso. O metabolismo consiste em uma série de reações químicas que convertem os alimentos que comemos em energia e blocos de construção essenciais para todas as células funcionarem. De modo resumido, metabolismo é o que você faz com a energia que recebe. Essa energia mantém as funções do seu organismo, como digerir e absorver alimentos, reparar células, construir novas estruturas, respirar. É por isso que o metabolismo é tão determinante: ele afeta a quantidade de energia a qual temos disponível para as atividades diárias e, em última análise, para nossa saúde geral.

Quando o seu metabolismo está saudável, você pega essa energia e a transforma em unidades menores para que sejam absorvidas, de modo que consiga utilizá-las como matéria-prima para a construção de tudo que seja necessário, distribuindo-as para o endereço certo no corpo, seja lá onde estejam sendo requisitadas. De maneira bem simplificada, proteínas se transformam em aminoácidos, que servem principalmente como matéria-prima para construir novas estruturas; carboidratos e gorduras se transformam em combustível (energia). As responsáveis por esse aproveitamento de materiais em energia são as mitocôndrias, organelas celulares conhecidas como as "fábricas de energia" das células, transformando os combustíveis (carboidrato e gordura) em energia para que tudo aconteça. Elas são tão importantes, que estão na capa deste livro!

Quando o nosso metabolismo está quebrado (disfunção metabólica), a transformação de carboidratos e gorduras em energia não é feita de maneira adequada. Esse excedente que não é utilizado como energia passa a ser acumulado como gordura – o que pode desencadear diversas doenças crônicas. Entender isso representa uma mudança de paradigma no campo da medicina.

É importante entender que temos três maneiras de armazenamento de energia: no fígado e no músculo, acumulamos glicogênio, um

A lógica do "Eu mereço!" **41**

conglomerado de moléculas de açúcar; no tecido adiposo, ou seja, nas células de gordura, acumulamos triglicérides. Perceba que a nossa capacidade de armazenar glicogênio é muito pequena: 2 mil calorias (varia um pouco de acordo com a massa muscular).[3] Já a de armazenar gordura é quase infinita, pois os tecidos vão crescendo e acomodando-a cada vez mais. Quando esse limite do que você poderia comportar no lugar certo é ultrapassado, seu corpo começa a acumular gordura em lugares nos quais não deveria[4] (o chamado acúmulo de gordura ectópica), como no fígado, no pâncreas ou entre os órgãos. Resultado? Aos poucos começam a surgir muitas das doenças crônicas que têm assolado o mundo moderno, como vimos no capítulo anterior.

Esse metabolismo quebrado (ou disfunção metabólica) provoca alterações inicialmente silenciosas. Assim como a jiboia que se enrosca na presa sem alarde, as doenças de origem metabólica cercam o indivíduo com uma pressão quase indetectável. No caso da hipertensão arterial, os níveis pressóricos vão se elevando, mas os sintomas aparecem tardiamente ou quando os níveis já estão tão elevados, que podem ocasionar eventos agudos, como um acidente vascular cerebral (AVC) hemorrágico. O diabetes tipo 2 também é silencioso: entre o início da glicose alterada no sangue e o diabetes tipo 2 instalado, com aparecimento de sintomas como muita sede e urinar em excesso, são necessários muitos anos – e isso é sério demais: pessoas com diabetes tipo 2 apresentam risco aumentado para infarto, AVC, mais tipos de câncer, entre outras doenças.[5] Com a esteatose hepática (fígado gorduroso), também não há sintomas iniciais. A menos que você faça um ultrassom de abdômen total, ou que identifique hepatite no exame de sangue, os sintomas só vão aparecer na fase terminal da doença – como a cirrose hepática. E o risco para câncer de fígado também é aumentado nesses casos.

Das pontas do iceberg, percebemos que é mais fácil focar a obesidade por ela ser o único sintoma visível a olho nu. Entretanto, perceba como todas essas doenças sérias têm estágios iniciais que, por serem silenciosos, passam anos presentes, instalados, sem necessariamente serem notados.

Critérios para considerar que alguém está sendo "abraçado pela jiboia"

Apesar de as doenças metabólicas se instalarem sem qualquer alarde, aos olhos atentos de quem as procura é possível enxergar uma constelação de sinais que frequentemente se aglomeram. Os sinais do abraço da jiboia são conhecidos há mais de um século. Em 1923, o médico sueco Eskil Kylin observou que indivíduos obesos não raramente apresentavam níveis elevados de glicose sanguínea, pressão arterial elevada e níveis de ácido úrico elevado no sangue – o que chamamos de "hiperuricemia".[6] Desde então, a medicina vem aprimorando e incrementando essa constelação de sintomas. A partir da década de 1980, esse *cluster* ficou conhecido como **síndrome metabólica**.

Assim, para considerar que alguém está sendo "abraçado pela jiboia", a pessoa precisa, de acordo com o NCEP-ATP III,[7] apresentar três das cinco características a seguir:

- Acúmulo de gordura no abdômen medido pela circunferência da cintura (homens >102 cm; mulheres >88 cm)
- Triglicerídeos no sangue em jejum ≥150 mg/dL
- Níveis baixos de HDL colesterol em jejum (homens <40 mg/dL; mulheres <50 mg/dL)
- Pressão arterial ≥130/≥85 mmHg
- Glicemia de jejum ≥110 mg/dL

Existem, porém, outros achados associados ao abraço da jiboia que não estão contemplados na definição clássica mencionada. Alguns dos outros sinais são a presença de esteatose hepática, microalbuminúria, apneia do sono, hiperuricemia (ácido úrico elevado), inflamação crônica, perda de massa muscular e óssea, cálculos renais crônicos e evidências de disfunção endotelial e estresse oxidativo. Por existirem tantos sintomas além dos clássicos, há controvérsia quanto ao uso do termo "síndrome metabólica" hoje em dia (ele é pra lá de incompleto). Particularmente, prefiro usar o termo **disfunção metabólica (ou metabolismo quebrado)**. Tenha em mente, porém, que eles se sobrepõem.

OBESIDADE: A PONTA VISÍVEL DO ICEBERG

Ninguém morre de obesidade; você morre das doenças que "andam de mãos dadas" com ela. E são essas doenças metabólicas que fazem da obesidade o flagelo que ela é. Elas não só encurtam a vida, mas também, antes disso, pioram a qualidade dela.

Mantemos tanto foco na obesidade, que acabamos negligenciando nossa atenção em relação a pessoas que não estão obesas. Mas, como afirmei no box, bastam três daqueles critérios para fechar diagnóstico para disfunção metabólica. Isso significa que a obesidade não é uma condição necessária. Em palavras simples, a jiboia não tem preferência por vítimas com excesso de peso. E digo mais: todo dia recebo em meu consultório pessoas de peso adequado com o metabolismo quebrado.

Certa vez, o marido de uma paciente marcou uma consulta comigo. Ele estava preocupado com sua taxa de triglicérides, mas não queria utilizar o medicamento que o cardiologista havia recomendado, porque sua esposa havia garantido que a resposta estaria em mudar sua alimentação. Apesar de ele manter um peso considerado adequado, seus índices de massa muscular eram baixos e havia acúmulo de gordura na região abdominal. Com um exame de composição corporal (DEXA), descobrimos que ele tinha excesso de gordura visceral (isto é, acumulada ao redor dos órgãos internos). Outros exames mostraram a presença de gordura no fígado e insulina muito alta, mas glicemia e hemoglobina glicada normais. Ele sentia muita fome e tomava refrigerantes todos os dias. Existe até um termo científico para esse tipo de indivíduo: TOFI (do inglês, *Thin Outside, Fat Inside*) – magro por fora, gordo por dentro. Esse paciente era a definição do que chamamos popularmente de "magro de ruim", porque não engordava com facilidade – um fenótipo que muito me preocupa, pois, por não ser obesa, a pessoa acaba mantendo péssimos hábitos. Enquanto sorrateiramente acumula gordura em locais prejudiciais, o indivíduo acha que está saudável. É uma condição traiçoeira: o metabolismo desse paciente estava todo quebrado. Quem acha que só a obesidade é um problema nem sequer imaginaria como sua saúde estava debilitada se passasse por ele na rua. Esse não foi o primeiro nem o 50º paciente magro que atendi nessa condição. Por isso, sou bem taxativa ao dizer: a obesidade pode ou não existir sob o guarda-chuva da disfunção metabólica.

44 A ciência do desconforto

A verdade é que, se não houver um senso de desconfiança e uma procura ativa, se apenas perpetuarmos a lógica do *eu mereço*, o problema pode se agravar demais antes de ser detectado. Quem procura de fato acha. Então, como detectar que há algo de errado com o metabolismo antes de isso estar visível a olho nu?

ENTRA EM CENA: O CANARINHO, QUER DIZER, O AUMENTO DA INSULINA

Já ouviu falar de como os canários salvaram várias vidas de mineradores na época da Primeira Revolução Industrial? A exploração de carvão era uma atividade perigosíssima – na verdade, até hoje é[8] –, e só não foi pior por muito tempo graças aos canarinhos.

O cientista escocês John Scott Haldane foi o responsável por essa descoberta "inusitada". Após um acidente, Haldane descobriu que o culpado era um gás traiçoeiro – sem cor, sem cheiro e sem sabor. Como então os mineradores poderiam descobrir o vazamento desse gás antes que fosse tarde? Haldane propôs que eles levassem em sua companhia os canarinhos, que eram mais sensíveis ao monóxido de carbono que os humanos. Quando o passarinho parasse de cantar ou de se mexer, isso era um aviso importante de que havia alta concentração desse gás, com risco de explosão iminente. Atentos ao sinal do canarinho, os trabalhadores tinham tempo hábil para abandonar a mina antes da catástrofe. Por quase um século, até que fossem substituídos por detectores eletrônicos, aqueles passarinhos salvaram a vida dos mineradores que prestavam atenção em seus sinais.[9]

Nosso metabolismo tem um canarinho tão importante quanto esses. A diferença é que os mineradores prestavam atenção aos sinais, e nós os temos ignorado. O nosso canarinho é a resistência à insulina, uma condição que levou décadas até ser reconhecida como a causa primária do diabetes tipo 2 – e, hoje, já sabemos que é um sinal precoce para várias outras pontas do iceberg.

Imagine que essa resistência insulínica é uma linha de ônibus, e você, desavisado, entrou em um dos ônibus dessa linha. Infelizmente, se não

Se não houver um senso de desconfiança e uma procura ativa, se apenas perpetuarmos a lógica do *eu mereço*, o problema pode se agravar demais antes de ser detectado.

A CIÊNCIA DO DESCONFORTO
@DRA.MAIRASOLIANI

perceber que entrou ali por engano, estiver distraído no celular e não descer, só perceberá no destino final o diabetes tipo 2 – doença que é a manifestação da resistência à insulina em seu grau extremo. Mas até lá você vai passar por vários outros pontos: o do fígado gorduroso, o da obesidade.

Mas é fato que, se permanecer no ônibus até a última parada da rota, você chega ao diabetes tipo 2. No fim dessa linha, o corpo já não consegue mais manter o açúcar no sangue abaixo de 126 mg/dL em jejum. O açúcar está sobrando. Qual passageiro em sã consciência gostaria de pegar um ônibus dessa linha? Não seria melhor se, logo antes de pagar pelo bilhete, ele pudesse ser avisado sobre essa rota?

Acontece que a medicina atual só avisa quando o passageiro chega à última ou penúltima parada (a do pré-diabetes). Até lá, esse passageiro já passou por várias outras paradas e, nesse trajeto, já teve seu risco aumentado para doenças como câncer, infarto, demências, entre outras. Mas e se pudéssemos agir logo nos pontos iniciais da rota? A resistência à insulina é uma linha de ônibus muito longa, com várias paradas, e prestar atenção nelas pode ajudar o passageiro a descer bem antes de chegar à última. Basta ser esperto com os sinais.

Mas como funciona esse sinal tão valioso?

Vamos começar pelo básico: a insulina é um hormônio fabricado pelo pâncreas, mas age em várias outras partes do corpo – na verdade, em todas as células: do cérebro até os dedos dos pés. Ela tem muitas funções importantes, por isso é protagonista no funcionamento de todo o metabolismo. Imagine que você está em uma fila enorme, esperando para entrar em um show no estádio do Morumbi. Começa a chover. Um segurança, recebendo uma ordem no rádio, deixa você entrar mais rápido. No nosso sangue também há uma fila enorme, mas de glicose querendo entrar nas células, e quem tem o poder de liberar essa entrada é a insulina.

Agora imagine que, com o tempo, a comunicação do rádio começa a falhar. Os seguranças (os receptores GLUT4 da célula) não escutam mais tão bem essa ordem e demoram para abrir os portões. Mesmo com a insulina (a ordem no rádio) gritando **cada vez mais alto**, muitos seguranças continuam ignorando, e a fila na rua só aumenta. Essa é a resistência à insulina: as células do corpo não respondem mais tão bem ao sinal da insulina, então

A lógica do "Eu mereço!" **47**

o corpo precisa produzir cada vez mais insulina para tentar manter a glicose sob controle.

No início, o pâncreas (o grande gerente do show) consegue aumentar o volume do rádio e mandar mais ordens (insulina) para os seguranças. Mas, com o tempo, mesmo com todo esse esforço, a glicose não consegue entrar nas células, e a fila de glicose no sangue continua crescendo, a ponto de se acumular. A glicemia começa a ficar alta e, se você dosar, recebe o diagnóstico de pré-diabetes; se não dosar, a quantidade de glicose no sangue aumenta ainda mais, e você será diagnosticado com diabetes tipo 2.

Aguardar um diagnóstico de pré-diabetes é como aguardar o barulho da explosão na mina para resolver sair dela. É possível perceber antes, e essa elevação dos níveis de insulina que acontece antes de a fila acumular lá fora permite que possamos agir antes que as coisas piorem.[10]

Além de ser responsável por regular o açúcar no sangue, é preciso lembrar também as outras inúmeras funções importantes da insulina para entender que o problema vai muito além dos efeitos ruins do excesso de açúcar no sangue por muitos anos. A insulina também regula como cada célula utiliza energia e promove armazenamento de gordura. Há outros hormônios responsáveis pelo ganho de peso, mas a insulina é o mais relevante. Imagine que, durante todo esse tempo antes de a fila começar a crescer fora de controle, o seu corpo fica exposto a níveis cada vez maiores desse hormônio, de maneira que o ganho de peso é mais um sintoma dessa condição.

A insulina também funciona como um fator de crescimento – ela é um hormônio anabólico que pode aumentar estruturas e células de tamanho – além das de gordura. Então, além do acúmulo de gordura, o que mais será que acontece com todas as células do seu corpo que passam anos sob o efeito de altos níveis de insulina sem nenhuma medida tomada? Hoje sabemos que a resistência à insulina acarreta várias outras doenças crônicas sérias, além do diabetes tipo 2. Entre elas estão: câncer (risco aumentado em até doze vezes), Alzheimer (risco aumentado em cinco vezes) e morte por problema cardiovascular (risco aumentado em quase seis vezes).[11][12][13]

Isso, claro, não é motivo para querer se livrar completamente da insulina. O ideal é tê-la em níveis adequados. A ausência desse hormônio é fatal

48 A ciência do desconforto

(o diabetes tipo 1 sem tratamento é um exemplo), e o excesso dele também pode trazer uma série de complicações.

Apesar de esses sinais aparecerem em média quinze anos antes do diabetes tipo 2,[14] a realidade atual é que você continua dosando só o açúcar no sangue e a hemoglobina glicada no seu check-up anual. Nenhum médico lhe solicitou um exame de insulina em jejum ou pós-prandial. Podemos dizer que a medicina continua ignorando o canarinho e só acolhe aqueles mineradores cuja mina já explodiu (diagnosticados com pré-diabetes ou diabetes).

Precisamos nos preocupar mais com a insulina, o nosso canarinho. No entanto, continuamos buscando sinais tardios, como glicose alterada ou obesidade. Temos a chance de, por meio de exames laboratoriais (que não são perfeitos), antecipar esses sinais, e você verá isso em detalhes no Capítulo 5.

OFEREÇO A PÍLULA VERMELHA

Como médica, sinto-me no dever moral de falar o máximo possível desse impasse, dos diversos estudos que já existem na área e de onde está o problema. Meu objetivo é transmitir essa ideia com clareza, de maneira acessível, para não ser necessário aguardar esse assunto virar "mainstream" na medicina.

Tirar os trabalhadores da mina de carvão a tempo parece muito mais inteligente do que aguardar a explosão, para então prestar socorros. Essa mudança de tática requer valorizar a prevenção e o diagnóstico precoce. Para isso, os profissionais de saúde precisam ser treinados a solicitar os exames adequados e aprender a interpretá-los, a fim de identificar precocemente os sinais.

Então, apesar de não parecer, acabei por trazer boas notícias. Eu trouxe o calcanhar de Aquiles da jiboia: conseguimos vê-la se aproximando com anos ou décadas de antecedência – se olharmos para o lugar certo, claro. Isso nos dá tempo de sobra para agir, trilhando os passos críticos para prevenção ou restauração desse metabolismo.

Sei que trilhar esses passos é um grande desafio. A vida moderna nos testa constantemente a sucumbir à lógica do *eu mereço*, dizendo-nos: "Para que perder tempo cozinhando? Facilite sua vida! Peça um delivery! É rápido, é prático. Atividade física? Você não tem tempo para isso. Além do

A lógica do "Eu mereço!" **49**

mais, exercitar-se é chato e você não nasceu para sofrer. Dormir? Para quê? Enquanto você dorme, os outros estão se divertindo – ou trabalhando em um projeto, e por isso vão chegar na frente. *Fique no conforto dessa pílula azul aqui. A vermelha é desconfortável demais*".[15]

Estou oferecendo a você a pílula vermelha. E digo mais: no próximo capítulo, verá que, dependendo de como leva sua vida agora, você tem apagado o fogo com gasolina, como naquela música de David Bowie, "Cat People (Putting Out Fire)".[16]

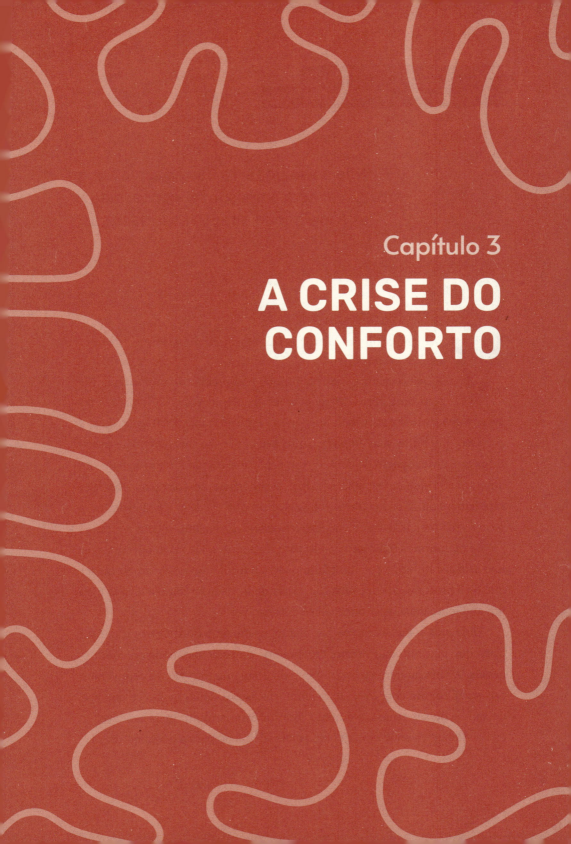
Capítulo 3
A CRISE DO CONFORTO

Por que precisamos de um "clima árido" para nossa saúde?

Não é a mais forte das espécies que sobrevive, nem a mais inteligente, mas a que melhor se adapta às mudanças.

LEON C. MEGGINSON[1]

Você já matou um cacto? Eu já. Matei de tanto regar. Ele apodreceu por dentro.

É que o cacto é uma planta que não precisa de muita água. Ele tem uma série de adaptações fisiológicas incríveis para reter água e absorver o pouco dela disponível em seu hábitat natural. Aliás, é por isso que tanto suas folhas quanto seu caule são mais grossos, revestidos por uma espécie de cera, e com espinhos, e suas raízes formam um emaranhado que se espalha próximo à superfície do solo para absorver rapidamente a água das (raras) chuvas antes que ela evapore.[2] Resumindo: o cacto se vira para sobreviver com o que tem, e vive muito bem assim.

Se plantarmos um cacto na Floresta Amazônica, ele vai apodrecer, pois não está acostumado com tanta umidade, num solo tão molhado. Se quiser que essa planta viva, você terá que a tirar da floresta a tempo e levá-la para um ambiente mais seco, onde vai se desenvolver.

Hoje, nós somos como cactos plantados em uma floresta tropical. Está claro que não tem dado certo. Quebramos o nosso metabolismo com excessos. A vida moderna nos arrancou do ambiente em que nascemos para nos jogar em um com excesso de conforto, isto é, água. Acontece que não deixamos de ser cactos, e o nosso interior estaria muito mais saudável se estivéssemos vivendo em um clima mais adequado para a nossa natureza.

CONTINUAMOS CACTOS

O dia a dia de um antepassado nosso era movimentado: eles caçava, recolhia frutos da natureza, montava sua própria cabana, confeccionava suas vestimentas, caminhava longas distâncias, fazia os próprios utensílios.[3] Ele vivia em um ambiente onde não havia facilidades, muito menos alimentos à disposição o tempo todo. Sabendo disso, aprendeu a lidar com extensos períodos de privações e outros desconfortos.

Corta para o mundo de hoje: opções quase ilimitadas de alimentos, em especial os ultraprocessados – rápidos, práticos e deliciosos, e sem necessidade de sair para caçar (ainda bem!). O gasto de energia para obter alimentos evoluiu para zero. Pense que não é necessário preparar nada; podemos fazer estoques na despensa e nem precisamos mais sair de casa para fazer compras – está tudo a um clique de distância. Sedentarismo ao extremo. E conforto, muito conforto.

Bastante diferente, não?

No entanto, nossa biologia continua muito semelhante à dos nossos antepassados.[4] Nossa genética não teve tempo de acompanhar a evolução tecnológica nem de se adaptar aos novos hábitos.

Se você organizar os acontecimentos da história mundial desde o Big Bang até os dias mais atuais (13,8 bilhões de anos) em um calendário de 365 dias, conseguirá ter uma exata dimensão de quanto nosso ambiente mudou muito rapidamente nos tempos modernos. Pesquisadores já elaboraram um calendário do tipo, o *The Cosmic Calendar*, popularizado por Carl Sagan.[5]

1º de janeiro	Maio	Meados de setembro
Big Bang	constituição da Via Láctea	surgimento do Sol e da Terra

Dezembro	25 de dezembro	30 de dezembro
surgimento da vida na Terra	surgimento dos dinossauros	extinção dos dinossauros

31 de dezembro		
22h30	**23h46**	**23h59m20s**
os primeiros humanos apareceram	o homem aprendeu a controlar o fogo	iniciou-se a domesticação de plantas e animais
23h59m35s		**23h59m59s**
comunidades agricultoras se transformaram em pequenas cidades		a idade moderna, condensando 500 anos de história, ficou no último segundo!

A Revolução Agrícola, que começou há cerca de 10 mil anos, ocorre apenas no último segundo do dia 31 de dezembro. No entanto, a verdadeira revolução alimentar começou nas últimas décadas, com a introdução dos alimentos ultraprocessados, como salgadinhos, refrigerantes e fast-food, que se tornaram predominantes na dieta moderna a partir da segunda metade do século XX. Na proporção do *The Cosmic Calendar*, essa transição representa um intervalo de tempo tão pequeno, que mal se consegue medir – apenas alguns milissegundos antes da meia-noite do dia 31 de dezembro. Como acompanhar tantas mudanças em tão pouco tempo?

Essa introdução abrupta ocorreu tão rapidamente, que ainda não tivemos tempo suficiente para nos adaptar a esses novos hábitos alimentares, que são tão diferentes da dieta tradicional que moldou nosso corpo ao longo de milhões de anos.

Não nascemos para consumir excessos de nutrientes, ficar parados, deitados no sofá vendo TV ou gastando horas nas redes sociais, apenas acumulando energia sem gastar.

Tudo recai novamente sobre o nosso sistema ancestral de sobrevivência. Fomos programados para desejar, buscar e nunca, nunca recusar qualquer tipo de alimento. Aquele lema que persiste até os dias de hoje: quanto mais calórico e mais doce, melhor. Também fomos programados para poupar esforços físicos como uma forma inteligente de conservar energia, e essa tendência a buscar o repouso é um comportamento ainda preservado em nosso instinto.

No passado, comer além do que precisávamos era uma estratégia excelente para armazenar gordura para o inverno. Quem assistiu *Game of*

Thrones (Ah, que saudades da série!) se lembra daquele temido inverno que estava chegando? É basicamente isso. Para quem não assistiu, *"winter is coming"* servia como um lembrete de que tempos difíceis e desafios inevitáveis estavam por vir. Não havia uma previsão, o que trazia ainda mais temores e insegurança. Por isso, se preparar (preferindo sempre descansar e comer até se fartar) sempre foi um comportamento de sobrevivência. Antes da domesticação de animais e da agricultura, a ameaça da escassez de alimentos e de abrigo estava sempre ali, dobrando a esquina.

Saindo do inverno e voltando para o calor do deserto: quanto ao cacto, é bom que a planta tenha recursos extras (ou seja, acumule água) para se adaptar a momentos de seca prolongada. Para nós, humanos, poupar energia e armazenar gordura sempre foi uma maneira muito eficiente de garantir sobrevivência em um ambiente de incertezas, invernos, secas e vários outros desafios.

O acúmulo de gordura corporal não é mais uma vantagem, pois os desafios da modernidade deixaram de ser físicos em sua maioria, e isso tornou mais raras as oportunidades que tínhamos para utilizar o que está sendo armazenado. O resultado disso é um armazenamento constante de gordura até que ela transborde para compartimentos errados e resulte nas mais diversas doenças, que venho citando desde o início do livro.

A NATUREZA QUER QUE SEJAMOS GORDOS

Esse é o título perturbador do último livro publicado pelo médico nefrologista e pesquisador Dr. Richard Johnson: *Nature Want Us to Be Fat.*[6] O autor fala sobre a ativação do "interruptor de sobrevivência" para o acúmulo de gordura, sugerindo que existem muitos gatilhos constantemente acionados pela vida moderna que perpetuam o ganho de peso, contribuindo para a crise de saúde atual.

Richard Johnson menciona exemplos de outros animais na natureza para provar seu ponto de que acumular gordura funciona como uma vantagem para sobrevivência em todas as espécies. Os pinguins-imperadores machos, por exemplo, são capazes de jejuar por períodos extraordinariamente longos (até quatro meses) durante o inverno rigoroso da Antártida. Enquanto chocam os ovos esperando o retorno das fêmeas (que saem em busca de alimento no oceano), dependem exclusivamente das reservas de gordura acumuladas em seus corpos para sobreviver. Não é à toa que são conhecidos como jejuadores profissionais.

Durante a noite, enquanto descansam, esses pássaros entram em um estado de hibernação leve (torpor), no qual seu metabolismo desacelera drasticamente, permitindo que toda essa gordura acumulada durante o dia seja queimada para sustentar suas funções corporais até o próximo ciclo de alimentação.

Já o beija-flor conta com um dos metabolismos mais rápidos entre os vertebrados. Para sustentar essa taxa metabólica (e seu rápido bater de asas e longos voos), precisa consumir grandes quantidades de açúcar (frutose) do néctar das flores. Essa quantidade é tão exagerada, que ele fica pré-diabético e acumula gordura no fígado ao longo do dia (alguma semelhança?).

Entretanto, ao contrário dos humanos, os beija-flores não permanecem nesse estado de alta glicose por longos períodos. Como eles têm um metabolismo extremamente rápido, toda noite, quando vão descansar, entram em um estado de torpor (um tipo de hibernação leve) e precisam contar com toda essa energia acumulada durante o dia. Durante esse repouso, eles queimam as reservas de gordura acumuladas, o que impede os efeitos negativos de um estado de resistência à insulina prolongada. É o contrário do que acontece em humanos que passam décadas sem consumir seus próprios estoques e entram no ciclo da resistência à insulina.

A gordura é uma carta de vantagem que permite o gerenciamento de combustível sempre que existe falta. Ela é garantia de sobrevivência. Mas esse ciclo de acúmulo e queima de gordura em animais, como os beija-flores, é altamente eficiente e controlado. Em humanos, se esse sistema é desregulado – devido à ingestão excessiva de açúcar, de ultraprocessados e de fatores como falta de atividade física –, surgem condições como pré-diabetes e diabetes tipo 2.

Na natureza, a frutose não está disponível em grandes quantidades, nem durante todo o ano; apesar de ser consumida em altas doses pelos animais e ativar o armazenamento de gordura, como você viu com o beija-flor, existe um equilíbrio dinâmico que acontece, visto ela não ser consumida de maneira constante.

A frutose funciona como um gatilho que sinaliza ao metabolismo a ativação do "interruptor de sobrevivência" para o modo de armazenamento de gordura, permitindo que animais lidem com condições adversas. Esse gatilho não fica ativado o tempo todo. Mas, no nosso caso, seres humanos, esse interruptor de sobrevivência parece estar emperrado no estado de armazenamento de gordura, fato que Johnson atribui ao consumo excessivo de ultraprocessados da nossa alimentação moderna.

Embora outros componentes também contribuam para esse modo de acúmulo de gordura, esse seria o principal, pois o consumo de ultraprocessados implica um consumo aumentado de frutose. Mas existe algo especial nesse tipo de açúcar: ele só consegue ser metabolizado pelo fígado (ao menos sua maior parte). O consumo excessivo de frutose, em especial na forma líquida, como sucos e refrigerantes (ricos em frutose), pode levar a alterações metabólicas significativas, incluindo a resistência insulínica e o acúmulo de gordura no fígado.

Percebem como o nosso padrão mudou? Antes o consumo de frutose acontecia de acordo com as estações do ano, e, ainda assim, a quantidade de frutose encontrada nas frutas era baixíssima. Migramos para o padrão moderno, no qual estamos constantemente expostos a alimentos com uma concentração elevadíssima desse açúcar, que não existe na natureza. Isso ativa de maneira permanente o interruptor de sobrevivência. O consumo excessivo é delicioso e confortável, mas provoca um desvio de rota que emperra o interruptor, armazenando gordura em vez de fabricar energia apropriadamente.

Isso multiplica as pontas do iceberg para fora da água, manifestando condições de saúde como obesidade, diabetes tipo 2, infarto, câncer, entre as outras já mencionadas. Resumindo grosseiramente: conforto demais emperra interruptores no modo de acúmulo de gordura e quebra o seu metabolismo.

A CRISE DO CONFORTO

A humanidade se tornou tão eficiente em resolver problemas, que acabamos criando novos, agora por excesso de comodidade. São as famosas "pragas da prosperidade". Nos acostumamos tanto com esses confortos, que, hoje, resistimos a abandoná-los. A seguir, veremos de perto quais são eles e como contribuem para o adoecimento global.

COMEMOS PIOR

Historicamente, o maior desafio humano era a imprevisibilidade de alimentos, decorrente de catástrofes, desastres naturais, sazonalidade, caça e predação. Com o tempo, dominamos a agricultura e a pecuária, aprimorando métodos de conservação, como freezers e geladeiras, e criando alimentos ultraprocessados que são mais duradouros e econômicos. Essa transição da escassez para a abundância de alimentos ultraprocessados, ricos em açúcares, gorduras e calorias, mudou nossos hábitos alimentares de uma necessidade de sobrevivência para uma busca por prazer.

E você já sabe: biologicamente, pouco mudamos. Continuamos programados para preferir e consumir alimentos ricos em calorias, um traço que foi vantajoso em tempos de escassez, mas que agora nos coloca diante de um paradoxo: um mundo repleto de alimentos altamente calóricos. A supernutrição tornou-se um vetor principal para disfunções metabólicas que, como já vimos, estão na raiz de todas as doenças crônicas modernas.

A verdade é que esses alimentos hiperpalatáveis são drogas socialmente aceitas; são truques da indústria alimentícia para nos fazer desejar sempre mais. Não é questão de força de vontade, não é fraqueza sua. Esses alimentos foram feitos para que não sejamos capazes de resistir à próxima garfada. A indústria confunde intencionalmente os consumidores, financiando estudos que, ao promover desinformação, transformam o assunto em "complexo demais". Isso dificulta que o consumidor enxergue o que é saudável, natural. Essa confusão é excelente para a indústria, pois garante que o consumidor em dúvida continue consumindo produtos ultraprocessados e perpetue o ciclo de consumo desenfreado e de decisões alimentares ruins.[7]

O desafio é aprender a navegar nesse mar de excessos alimentares. A frequência com que consumimos alimentos ultraprocessados – muitas vezes a cada três horas – e a grande quantidade de frutose e de calorias que esses alimentos têm desregulam o metabolismo. Esse excesso de açúcar e de energia, em detrimento de proteínas, estimula o apetite, exige do pâncreas

Nos acostumamos tanto com esses confortos, que, hoje, resistimos a abandoná-los.

A CIÊNCIA DO DESCONFORTO
@DRA.MAIRASOLIANI

uma produção alta de insulina (e frequente) e envia o comando para o fígado manter o interruptor no modo de armazenamento de gordura. E já vimos onde isso tudo vai parar...

COMEMOS MAIS

Além de comermos mal, estamos comendo a todo momento. A prática de comer várias vezes ao dia se popularizou a partir da década de 1980 e, desde então, só tem contribuído para um aumento na ingestão de calorias e uma sobrecarga no metabolismo, resultando em problemas como obesidade e diabetes.

Estudos nos EUA e no Brasil destacam o aumento da frequência alimentar e a predominância de lanches pouco nutritivos. Ninguém vai lanchar um legume ou uma fruta. Claro que não. As pessoas vão em busca dos ultraprocessados: o saco de Doritos®, o pão doce da padaria etc.

Nos Estados Unidos, a frequência de refeições aumentou de três para cerca de cinco vezes por dia, com um crescimento significativo no consumo de lanches ultraprocessados. Enquanto isso, no Brasil, 74% da população come lanches todos os dias. Entre esses, 23% comem três ou mais lanches diários, o que representa um aumento de 35,5% na ingestão diária de energia dessas pessoas.[8][9]

É claro que isso traz consequências desastrosas para a saúde metabólica. E é nesse contexto que a prática de jejum – temido e condenado por muitas pessoas mal-informadas – surge como benéfica è alinhada aos hábitos dos antepassados.

ALEXA, MEXA-SE POR MIM!

Em um sábado despretensioso, meu marido decidiu variar um pouco a habitual saga de *Star Wars* e escolheu um filme da Pixar sobre um pequeno e simpático robô. Surpreendentemente, não foram as crianças de 4 e 5 anos que ficaram fascinadas, mas nós, os pais. *Wall-e*[10] é uma obra de ficção científica ambientada em um cenário pós-apocalíptico: um planeta Terra devastado por montanhas de lixo.

O filme faz críticas incisivas ao estilo de vida moderno, marcado pelo consumo excessivo e pelo sedentarismo, além de abordar as consequências ambientais e de saúde desse comportamento. As personagens humanas que vivem a bordo da nave Axiom são superobesas e incapazes de se mover sem a ajuda de cadeiras flutuantes automatizadas. Além de perderem a interação social, tornam-se completamente dependentes de máquinas, a ponto de não terem habilidades básicas até para realizar as tarefas mais simples.

Se não fosse pelos aparatos tecnológicos, como a nave e as cadeiras flutuantes, poderia dizer que a história se passa nos dias de hoje, e de ficção nada tem. Infelizmente, se olharmos para a vida moderna, estamos bem próximos do futuro apocalíptico de *Wall-e*: longos períodos gastos em frente a telas, menos interação social, menos movimento e menos atividade física. Nossos avanços foram tão eficazes em nos poupar energia e são tão convenientes, que não precisamos mais caminhar muito ou nos esforçar fisicamente para nada. Isso contribui para a redução da queima de calorias e do metabolismo, o que pode levar à perda de saúde em diversas esferas.

Tenha em mente que os nossos músculos são o principal reservatório para lidarmos com o açúcar. Assim, um músculo que não se movimenta aumenta as chances de um metabolismo quebrado. Vários estudos evidenciam que a falta de atividade física contribui para o mal funcionamento das mitocôndrias (isso, nossas fábricas de energia que estão na capa do livro), que, por sua vez, são o cerne do surgimento de várias doenças crônicas.[11] Por outro lado, o exercício é identificado como o principal estímulo que pode melhorar e manter a função mitocondrial. Ou seja: precisamos nos mexer para ser saudáveis.[12]

DORMIR NÃO DEVE SER UM PRIVILÉGIO

O estilo de vida moderno desvaloriza o sono, seja para dar conta de mais horas de trabalho, seja para passar mais tempo se entretendo com telas. A importância de uma boa noite de descanso ainda é muitas vezes subestimada. A célebre frase de Margaret Thatcher, "Dormir é para os fracos",[13] reflete bem essa mentalidade que ignora os graves efeitos da privação de sono sobre a saúde.

A pesquisa de Matthew Walker, professor de neurociência e psicologia na Universidade da Califórnia e autor do livro *Por que nós dormimos*,[14] destaca a relação direta entre falta de sono e quebra de metabolismo. Walker mostra que períodos curtos de restrição de sono (ou seja, dormir de quatro a cinco horas por noite durante várias noites seguidas) pode causar redução significativa na sensibilidade à insulina, colocando indivíduos em um estado pré-diabético. Esses efeitos são alarmantes, considerando que tais padrões de sono são comuns hoje em dia.

O pesquisador afirma que, além de afetar a insulina e a glicose, a privação de sono afeta o relógio biológico e interrompe os ritmos naturais do corpo, essenciais para a regulação de diversos processos metabólicos. Quando esses ritmos são perturbados, o metabolismo se quebra mais facilmente. E mais: a privação de sono também afeta a regulação do apetite, podendo levar a uma maior ingestão de alimentos, além de desregular o hormônio do estresse, o cortisol, que, quando em excesso, provoca ou agrava a resistência à insulina. Por isso a privação de sono aumenta o risco de desenvolvimento de diabetes tipo 2, a última parada da resistência à insulina. Isso, claro, pode trazer consequências, como doenças cardiometabólicas, depressão, ansiedade etc.

Essa tendência de hipervalorizar a produtividade em detrimento do sono é real e já foi instaurada. Precisamos reavaliar com urgência a importância que damos ao sono para que ele deixe de ser apenas um artigo de luxo e volte a fazer parte de um componente essencial e inegociável da saúde e do bem-estar.

SOBRECARGAS DA IMERSÃO DIGITAL

A vida moderna nos sobrecarrega. Somos inundados por iscas que capturam nossa atenção: uma notificação a ser atendida, uma resposta a ser entregue, uma opinião a ser expressa, uma foto a ser compartilhada, um *like* a ser conquistado. Segundo uma pesquisa do Instituto Gartner, hoje acessamos mais de 40 trilhões de gigabytes de dados em nível global. Diariamente, são gerados 2,2 milhões de terabytes de novos dados, o que equivale a aproximadamente 4 quintilhões de páginas A4 de conteúdo criado e disponibilizado. A internet, apesar de ser uma ferramenta fundamental e onipresente na vida contemporânea, também nos submerge em um mar de informações quase infinito.[15][16]

Tim Wu, renomado professor de direito da Universidade de Columbia, fala brilhantemente sobre a evolução da publicidade desde os primeiros jornais até a era digital e destaca como a mídia tem lutado para capturar e manter nossa atenção. Nesse contexto, as redes sociais surgem como um novo campo de batalha nessa guerra. Plataformas como Facebook e X refinaram a arte de manter os usuários engajados rolando as páginas até o infinito, com algoritmos para personalizar o conteúdo e maximizar o tempo gasto nelas. A coleta e análise de grandes volumes de dados pessoais são críticas aqui, permitindo uma segmentação publicitária mais precisa.[17]

Tal cenário de captura constante de atenção tem profundas implicações culturais e sociais. Um estudo multicêntrico realizado em onze países europeus identificou uma associação entre dependência de internet e depressão, sintomas de ansiedade, problemas comportamentais e transtorno de hiperatividade/déficit de atenção, bem como ideação suicida e tentativas de suicídio.[18]

E não é só isso. A internet também tem mudado o nosso cérebro: nossa habilidade de focar piorou bastante devido às inúmeras distrações e notificações; terceirizamos parte de nossa memória para a nuvem; e nossa interação social e percepção da realidade passaram por uma grande transformação.[19]

Para lidar com essa avalanche de estresse negativo e ansiedade, buscamos alívios imediatos – leia-se açúcar, álcool, mais tela, menos sono. Assim, entramos no ciclo vicioso do que vem nos colocando na espiral das doenças modernas.

VOLTANDO PARA O DESERTO

Estamos cada vez mais sobrealimentados, malnutridos, sedentários, com privação de sono e socialmente isolados. O estilo de vida moderno quebrou o nosso metabolismo e, como consequência, estamos adoecendo em meio a uma epidemia silenciosa de doenças crônicas.

Mas, ainda que tenhamos permitido que o superconforto do mundo quebrasse nosso metabolismo ao termos ido parar nessa floresta contemporânea, rica em facilidade, continuamos sendo cactos robustos resistentes e capazes de lidar com condições adversas.

A crise do conforto   63

E o que fazemos quando enxergamos que algo nos é prejudicial? Mudamos nosso ambiente, claro.

Será que devemos renunciar completamente ao excesso de conforto que tanto lutamos para conseguir?

Se você quer sair dessa floresta úmida demais, vai ser necessário resgatar certa dose de desconfortos intencionais para restabelecer o bom funcionamento do seu metabolismo. Um desconforto que a ciência moderna hoje chama de *estresse positivo*, assunto sobre o qual falaremos no capítulo seguinte.

Capítulo 4

A DIFERENÇA ENTRE O REMÉDIO E O VENENO É A DOSE

Pode o estresse ser o nosso maior aliado na busca por bem-estar?

A vida começa no fim da sua zona de conforto.

NEALE DONALD WALSCH[1]

Você sabe qual é a sua mentalidade para enfrentar o estresse? Já parou para pensar em como reage sempre que se vê em uma situação bastante desconfortável? Quando pensa em alguma coisa realmente estressante, tenta fugir ou costuma enfrentá-la? Para que aproveite este capítulo ao máximo, vamos começar com um teste, a fim de avaliar como você se sente em relação ao estresse. Em seguida, vou explicar por que é tão importante ter clareza sobre isso e, ao final do capítulo, você enxergará muitas coisas sob uma nova perspectiva.

A Medida de Mentalidade do Estresse, que você vai preencher a seguir, é uma ferramenta elaborada pela pesquisadora Alia Crum e sua equipe de Stanford.[2] Avalie as afirmações e diga quanto você concorda com cada uma ou se discorda delas:

	Discordo totalmente	Discordo	Nem concordo nem discordo	Concordo	Concordo totalmente
1. Os efeitos do estresse são negativos e devem ser evitados.	4	3	2	1	0
2. Vivenciar o estresse facilita meu aprendizado e crescimento.	0	1	2	3	4

	Discordo totalmente	Discordo	Nem concordo nem discordo	Concordo	Concordo totalmente
3. Experimentar o estresse esgota minha saúde e vitalidade.	4	3	2	1	0
4. Experimentar o estresse melhora meu desempenho e produtividade.	0	1	2	3	4
5. Vivenciar o estresse inibe meu aprendizado e crescimento.	4	3	2	1	0
6. Experimentar o estresse melhora minha saúde e vitalidade.	0	1	2	3	4
7. Experimentar o estresse enfraquece meu desempenho e produtividade.	4	3	2	1	0
8. Os efeitos do estresse são positivos e devem ser utilizados.	0	1	2	3	4

Ao final, some todos os pontos e divida-os por 8.

- **Resultados próximos de 3 ou 4:** as pontuações mais altas representam a mentalidade de que o estresse é empoderador.
- **Resultados intermediários:** mentalidade neutra.
- **Menor que 2 ou próximo a zero:** você enxerga o estresse como algo predominantemente negativo e prejudicial. Apesar de esse ser o resultado mais comum, ele não é o melhor.

Como você enxerga o estresse não é um reflexo de quanto estresse você já passou na vida: é, na verdade, um traço de personalidade sólido. Importante: essa não é uma realidade fixa. Apesar de a maioria acreditar que todo tipo de estresse é sempre algo ruim e avassalador, alguns tipos de estresse podem ser bem importantes para você desempenhar várias funções. E a melhor parte disso: é possível mudar essa mentalidade e passar a enxergar o estresse certo como algo enriquecedor. Esse é o meu objetivo com este capítulo.

Até aqui, você viu que nos tornamos vítimas do nosso próprio sucesso. O fato de termos prosperado e sido capazes de superar inúmeras dificuldades nos tornou intolerantes a qualquer tipo de desconforto. Hoje usamos recursos sofisticados para fugir de situações minimamente desconfortáveis: para fugir do frio, aquecedor; para fugir do calor, ar-condicionado; para fugir de longas caminhadas, carro; para fugir de conversas difíceis, WhatsApp; para fugir do tédio, streamings e redes sociais; para fugir de um dia ruim, um docinho ou uma cervejinha "merecidos", e a lista continua.

Mas será que isso só nos trouxe problemas? Claro que não. A comida processada tem resolvido desafios quanto à provisão de alimentos em casos emergenciais. Vimos um exemplo disso na catástrofe no Rio Grande do Sul, em 2024, quando as chuvas deixaram 463 municípios alagados e 600 mil pessoas desabrigadas, afetando um total de 2.336 milhões de pessoas.[3] A portabilidade e a durabilidade dos alimentos processados são essenciais, pois, ao não precisar de refrigeração ou preparo especial, esse tipo de comida fornece calorias suficientes para sustentar as pessoas por vários dias. Isso foi um avanço incrível proporcionado pela industrialização. No entanto, essas mesmas soluções para catástrofes, ou situações de baixo acesso econômico, também trazem consequências significativas quando representam a maior parte da alimentação.

Esse aspecto da modernidade impacta outras áreas. Assim como passar trinta dias acamado resulta em atrofia muscular, outros sistemas complexos enfraquecem e até morrem quando são privados de estressores. Hoje chamamos situações corriqueiras de "estresse". Existe um exagero a respeito do que é o estresse e também existe um exagero no sentido de superproteção contra pequenos estressores. Um exemplo disso é visto na criação de filhos por parte de pais superprotetores. Eu, como mãe, considero fundamental que a educação das nossas crianças seja baseada na premissa de que crianças antifrágeis se tornarão adultos antifrágeis. Transformar a infância e a adolescência em uma sequência de eventos perfeitos desprovidos de obstáculos é não forjar o caráter de futuros adultos, que não saberão lidar com desafios inerentes à vida. Uma infância na floresta tropical não vai dar certo por muito tempo. Mesmo que a floresta tropical pareça um lugar agradável para viver, ela priva o cacto de desafios que são essenciais para sua sobrevivência, o que o torna frágil.

68   A ciência do desconforto

Se você fez poucos pontos no teste do início do capítulo, pode ser que esteja se enxergando sob constantes fontes de estresse e se julgue em necessidade constante de aplacar esse estresse com hábitos confortáveis. Porém, é fundamental reconhecermos que certo grau de desconforto é condição necessária para forjar um metabolismo antifrágil. Mas isso não é possível antes que você mude tudo o que acreditava sobre o stress.

UMA DOSE DE ESTRESSE, POR FAVOR!

Quando terminei a residência médica de anestesiologia, eu e meus colegas da residência fizemos um convite virtual para a festa de conclusão daquele que é o período mais desafiador na formação de um médico. Apesar de não curtir Kelly Clarkson, sugeri uma música[4] dela com o refrão "*What doesn't kill you makes you stronger*". Esse conceito é tão familiar, que chega a ser um clichê: "O que não o mata o torna mais forte". De fato, mar calmo não faz marinheiro. Como seria a formação de um médico se esta fosse suave e com poucas situações extremas? Mas a ideia de que crescemos e ganhamos resiliência ao enfrentar adversidades não é nova.

O conceito de "estresse" foi inicialmente adotado pela física, referindo-se à tensão e ao desgaste dos materiais, tendo sido aplicado pela primeira vez na área da saúde em 1946 pelo pesquisador Hans Selye na publicação *Nature*. Na época, Selye empregou o termo de maneira neutra, sem conotações positivas ou negativas, descrevendo-o apenas como uma "reação não específica do corpo a qualquer tipo de exigência". A partir desse conceito, Selye identificou dois tipos de estresse: eustresse e distresse.[5]

Chamamos o estresse benéfico de *eustresse*; ele é percebido como motivador e estimulante, podendo fornecer energia e foco para lidar com desafios ou metas – aquela energia que aparece próximo a um prazo ou à entrega de um roteiro de livro. Em geral, é um estresse de curta duração e ocorre em resposta a eventos ou situações específicas. Quando nos desafiamos e superamos esses desafios, experienciamos verdadeiras recompensas. O eustresse nos leva a conquistar objetivos e, com isso, sentimos satisfação pessoal, realização e reforço na autoestima. Portanto, o eustresse nos traz crescimento pessoal.[6]

A diferença entre o remédio e o veneno é a dose **69**

Já o estresse prejudicial nomeamos *distresse*; ele é percebido como avassalador, debilitante ou angustiante. Pode levar a sentimentos de ansiedade, desespero e sobrecarga. São exemplos disso: cuidado de um ente querido com uma doença terminal, abusos no trabalho, violência doméstica, instabilidade financeira ou política – infelizmente essa lista é longa. Esse distresse costuma ser de longa duração ou pontual, porém de alta intensidade (como um acidente de carro que deixa uma criança órfã). As consequências podem afetar tanto a saúde física como a mental. O distresse prejudica o desempenho, aumenta a sensação de fadiga e promove dificuldades comportamentais e cognitivas. Devido ao aumento crônico e sustentado de cortisol e ativação simpática, está associado a resistência à insulina, doença cardiovascular, depressão, ansiedade e outros distúrbios de saúde mental.[7]

Existe um ponto ideal de estresse para a saúde, conhecido como "ponto de ajuste". Ele é considerado o nível de estresse benéfico para o corpo. Nesse ponto, o estresse é desafiador o suficiente para induzir adaptações positivas (deixando você mais forte), mas não ultrapassa os limites que levariam a efeitos prejudiciais.

É aí que entra o conceito da *hormese*. Mitrídates VI era o herdeiro de Pontus, uma região na Ásia Menor (Turquia de hoje). Durante um banquete, sua mãe, que almejava o trono, envenenou o próprio esposo, rei e pai de Mitrídates VI. Este fugiu por sete anos, apavorado com a ideia de ter o mesmo fim do pai. Para se proteger, passou a ingerir diariamente pequenas doses de veneno até que retornasse como um poderoso rei. No entanto, quando capturado pelo Império Romano, decidiu cometer suicídio, envenenando-se. Porém, mesmo tomando grandes doses do veneno, não morreu. O que não o matou o tornou mais forte.

Adicionar desconfortos toleráveis e dosados (sejam eles físicos, metabólicos ou cognitivos) pode trazer efeitos benéficos para a saúde e a longevidade. O fenômeno da hormese demonstra que o corpo humano tem potentes mecanismos capazes de lidar com o estresse, e que reparar danos ocasionados pelo desconforto moderado pode fortalecer o organismo, aumentando a sua capacidade de lidar com estresses cada vez mais significativos.

Entrei em contato pela primeira vez com o conceito de "hormese" para a saúde através dos estudos[8][9] publicados pelo neurocientista Mark Mattson, os quais têm mostrado que determinada quantidade de estresse ativa vias celulares e moleculares que promovem proteção, reparo e restauração das células, dando impulso, em última instância, a uma saúde melhorada. Ao sermos expostos a pequenas doses de estresse, nosso corpo ativa funções, como crescimento de estruturas, reparo de tecidos e enfrentamento de doenças. Isso tudo é controlado por sinais dentro do corpo (chamamos de "vias metabólicas") que trabalham como uma orquestra para nos deixar mais preparados para enfrentar problemas iguais ou ainda mais desafiadores no futuro. Exatamente como as pequenas doses que Mitrídates VI foi experimentando em seu tempo de exílio.

Um estudo[10] relatou que, após uma expedição de 43 dias ao Himalaia, sendo 23 dias acima de 5 mil metros, expedicionários exploraram a região em uma condição de baixo oxigênio. Esse desafio em hipóxia crônica resultou em mitocôndrias mais eficientes e em uma melhoria do metabolismo (e até em mudança no tipo de fibra muscular). Então veja que o estresse da falta de oxigênio em doses toleráveis provocou uma resposta adaptativa de melhora na eficiência do trabalho dos músculos.

Na corrida de 100 m nas Olimpíadas de 1968 na Cidade do México (elevação de 2.250 m), atletas masculinos e femininos que viviam em altitudes elevadas apresentaram uma vantagem de tempo de cerca de 0,19 s e 0,21 s, respectivamente, em comparação com atletas que viviam ao nível do mar. Essas observações despertaram a atenção para a pesquisa sobre os efeitos de longo prazo da hipóxia no desempenho do exercício.[11] O treinamento hipóxico foi introduzido para atletas de elite já há meio século e adotado recentemente pelo público em geral.[12]

Agora vamos considerar um exemplo extremo com os astronautas. Até o estresse que sofremos pela gravidade é importantíssimo para a saúde óssea e muscular. Quando os astronautas viajam para a Lua, eles chegam a perder de 1 a 2% de densidade óssea por mês pela falta da força da gravidade.[13] Na Terra, essa força constante nos ossos é um estímulo para que eles se mantenham fortes. No espaço, a falta dessa carga reduz a atividade das células ósseas que constroem matriz óssea (osteoblastos), enquanto as células que degradam tecido ósseo continuam operando em ritmo normal (osteoclastos). Essa atrofia tem sérias implicações para a saúde dos astronautas.

A perda é tão acentuada, que, muitas vezes, os astronautas não podem retornar ao espaço devido ao risco elevado de desenvolver osteoporose.[14]

Além dos ossos, a falta de gravidade afeta severamente a musculatura dos astronautas, causando perda muscular significativa. Essa perda é similar aos efeitos do sedentarismo prolongado na Terra, onde a inatividade leva à atrofia muscular e óssea.[15]

O último exemplo que trago neste trecho é o do estresse através do calor. Vai desde banhos quentes para melhorar o sono até frequentar a sauna, um hábito milenar.[16] Suportar uma sessão pode ser bastante desconfortável quando você não conhece o que tem a ganhar com a prática. Mas o estresse trazido pelo calor é mais um desconforto ao metabolismo que parece valer a pena. Por ter de se adaptar ao calor, o seu corpo é obrigado a ativar diversas vias de resiliência e sobrevivência – comum à prática do exercício físico. Assim como nos treinos, existe aumento da temperatura do corpo, aumento da frequência cardíaca e liberação de vários hormônios, tal qual o GH, o do crescimento e as proteínas de choque térmico, todos contribuindo para efeitos benéficos de melhoria à saúde. E adivinha? O saldo para o seu metabolismo, de novo, é positivo – a terapia de calor pode melhorar a sensibilidade à insulina, reduzir a glicemia de jejum e o peso corporal por meio de maior queima de gordura.[17] Não é à toa que estudos com sauna estão associados à redução de risco cardiovascular e à redução de doenças como o Alzheimer, além de ao menor risco de morte por todas as causas.[18]

Em uma sociedade que exalta toda e qualquer facilidade e que parece ser alérgica ao menor indício de desconforto, talvez ninguém nunca tenha lhe falado da importância de incluir uma dose intencional de desconforto em seu cotidiano. Por isso sei que esse pode ser um conceito novo para você. Mas já deu para perceber que a vida contemporânea precisa de pitadas estratégicas e de doses toleráveis de estresse.

Não estou dizendo que você precisa morar no Himalaia, treinar em hipóxia ou fazer uma sessão de sauna por dia como condição obrigatória para ganhar saúde. Mas existem desconfortos menos extremos que podem ser incríveis para restabelecer o bom funcionamento do seu metabolismo. O segredo está em saber qual estresse é esse e em qual dose você o tolera e consegue repeti-lo. Agora que você tem essas informações, há duas etapas importantes a seguir. Vamos a elas?

O MEU MAIOR FRACASSO COM UM PACIENTE E A IMPORTÂNCIA DA MENTALIDADE

Vou contar a você o meu maior fracasso com um paciente. Ela chegou por indicação de outro médico. Não tinha muita ideia do que eu fazia; sabia apenas que eu cuidaria bem do seu pré-diabetes e imaginava que emagreceria. Ela já estava abraçada pela jiboia por várias voltas: cintura aumentada, sobrepeso, pré-diabetes, recém-operada de um câncer de tireoide (relacionado à síndrome metabólica), era sedentária e os exames indicavam uma insulina em jejum elevadíssima.

Logo prescrevi o melhor combo que poderia oferecer. Jejum intermitente, dieta de baixo carboidrato e suplementos para auxiliar nesse início estressante. O resultado? Um fracasso tremendo. A paciente se sentiu fragilizada, detestou a estratégia, se recusou a continuar. Ela foi superagressiva com a minha equipe e, em um texto longo, do qual nunca me esquecerei, expressou não estar disposta a "abrir mão de viver para melhorar a própria saúde", em um tom cheio de autocomiseração.

Naquela época, eu não enxergava a importância de treinar a mentalidade do paciente em relação ao estresse antes de prescrever algo que fosse desconfortável. E não é que prescrevi um jejum de 24 horas. Eram quatorze, contando com o sono. Mas, para quem comia a noite toda e não fazia um jejum noturno de mais de oito horas, era um estresse insuportável. Muito maior do que ela estava preparada para encarar. Para essa paciente, qualquer estresse era prejudicial, e ela não estava disposta a abrir mão de nada. Eu falhei, mas aprendi com essa experiência. Hoje, me preocupo em desvendar a mentalidade do paciente em relação ao estresse proposto. Não adianta forçar um hábito sem mudar, antes, a mentalidade.

Por que alguns pacientes estão dispostos a mudanças desconfortáveis e outros respondem tão mal? A resposta para mim veio mais tarde, quando me deparei com o que a nova ciência tem revelado. Aqueles que acreditam que todo estresse é ruim e que vivenciá-lo é sempre um estado tóxico e prejudicial geralmente moldam múltiplos comportamentos para tentar evitar qualquer tipo de estresse, a qualquer custo. Acontece que **não existe uma vida livre de estresse, e essa expectativa irreal traz muita frustração. Na tentativa de anestesiar esse incômodo ou de fugir dele, muitos recorrem a comportamentos destrutivos ou distrações nocivas.** Portanto, a maneira como encaramos o estresse influencia as nossas ações e o nosso comportamento, e a repetição disso define nosso estilo de vida.

A maioria das pessoas considera um nível moderado de estresse algo prejudicial à saúde; e é bem possível que isso também aconteça com você. Nesse levantamento de 2014 de Harvard, sete em cada dez pessoas que passaram por um nível de estresse importante no último mês acreditam que esse estresse afetou negativamente a saúde (72%) e a vida familiar (69%) da maioria das pessoas. Mais da metade dos entrevistados (56%) acredita que o estresse também tem um efeito ruim na vida profissional da maioria das pessoas.[19]

Isso explica por que a crença de que o estresse é prejudicial tem um impacto significativo na saúde e até na mortalidade. Um estudo que acompanhou 30 mil adultos nos Estados Unidos por oito anos descobriu que aqueles que experimentaram altos níveis de estresse e acreditavam que o estresse era prejudicial à saúde tinham um risco 43% maior de morrer. Em contraste, as pessoas que também vivenciaram muito estresse, porém NÃO o viam como prejudicial, não tinham maior risco de morte – na verdade, tinham o menor risco de morte entre todos os participantes do estudo.[20]

Quem vê o estresse como algo bom tende a ser menos depressivo e mais feliz. Essas pessoas têm mais energia, menos problemas de saúde e são mais produtivas no trabalho. Elas enfrentam o estresse como um desafio, e não como um obstáculo insuperável. Além disso, enxergar o estresse como um desafio também faz essas pessoas terem mais facilidade para encontrar sentido, um propósito para trazer sentido durante o enfrentamento de situações difíceis.[21]

De novo, qual foi o seu resultado do questionário do início do capítulo? Veja que, em geral, acredita-se que o estresse é algo negativo e que deva ser sempre evitado. Se você teve pontuações mais baixas no questionário e já se percebeu exagerando em hábitos destrutivos para lidar com os desafios do dia, transformar a sua mentalidade em relação ao estresse é o melhor ponto de partida para melhorar efetivamente sua saúde.

DE "EU NÃO DOU CONTA" PARA "DEIXA COMIGO"

Imagine o seguinte: você está diante de uma banca de jurados maldosos e com cara feia, demonstrando sinais de desinteresse e desaprovação enquanto você fala sobre algo que estudou com afinco e dedicação. Eles, então, colocam você pra fazer contas matemáticas em voz alta contra o tempo, sob a pressão de calcular rápido e de acertar. Pesadelo, não? Essa tortura não só existe como também é uma ferramenta validada entre os estudos para colocar seres humanos sob estresse psicológico (chama-se Estresse Social).

Pense em como o seu corpo reagiria a uma situação estressante assim: respiração mais rápida, coração acelerado, talvez transpirasse muito ou tremesse. Em geral, interpretamos essas mudanças físicas e a ansiedade como sinais de que não estamos lidando muito bem com a pressão. Mas o que aconteceria se encarássemos essas mudanças no corpo como um sinal positivo de que ele está se preparando para enfrentar melhor uma situação desafiadora?

Foi isso o que um estudo de Harvard testou.[22] Antes de passar pelo teste do Estresse Social, um terço dos participantes recebeu a sugestão de encarar como algo útil as respostas que tipicamente sentimos em nosso corpo: aprenderam que o coração acelerado e a respiração rápida são formas de o corpo entregar mais oxigenação para o cérebro e, assim, afiar seu foco, raciocínio. Dessa maneira, essa reação natural do corpo diante do estresse contribui para melhor concentração e desempenho, de modo que você possa enfrentar melhor uma situação estressante. Os resultados mostraram que os participantes que adotaram essa nova perspectiva se sentiram menos ansiosos e mais confiantes.

Até a resposta física dessas pessoas ao estresse mudou. Em uma resposta típica ao estresse, observa-se um aumento do débito cardíaco e uma contração dos vasos sanguíneos devido à resposta adrenérgica. Isso contribui para um perfil cardiovascular que, se sustentado por muito tempo, pode até

A diferença entre o remédio e o veneno é a dose   **75**

levar a doenças cardiovasculares (por isso manter-se sob estresse intolerável em estado de alerta por longos períodos não é saudável).

No entanto, quando as pessoas aprenderam a perceber a resposta ao estresse como algo útil, que pode efetivamente melhorar a performance, ocorreu uma mudança interessante: os vasos sanguíneos permaneceram relaxados, mesmo com o aumento da frequência cardíaca. Esse perfil cardiovascular é consideravelmente mais saudável.

Esse é só um de vários estudos interessantíssimos nessa área fascinante que demonstra que a mentalidade é algo que pode ser ajustado para melhorar o nosso desempenho quando estamos em situações de pressão. Enxergar o estresse sob outro prisma pode mudar nossa mentalidade para nos estressarmos melhor, realizando tarefas desconfortáveis de modo a aumentar o nosso bem-estar e, especialmente, proteger a nossa saúde metabólica. Na próxima vez que você estiver nervoso para uma apresentação, ou que vir seu filho ansioso para uma prova, você já sabe o que fazer: em vez de acalmá-lo, explique que essa é uma forma eficaz de rendermos muito bem em situações importantes, e que ele dará conta.

O CAMINHO PARA A BOA SAÚDE PASSA PELA MUDANÇA DE MENTALIDADE

A mentalidade é um conjunto de crenças centrais que regem as nossas ações. Não costumamos parar para refletir sobre quais são essas crenças, mas elas influenciam tudo o que fazemos, afetando nossos objetivos.

Responda rápido: Qual a sua mentalidade sobre alimentos saudáveis, baixos em açúcar?

- São sem graça e não dão nenhum tipo de prazer!
- Podem ser deliciosos!

Um estudo fascinante com dois tipos de milk-shake[23] vai mostrar a você como sua resposta a essas perguntas importa para o resultado final no seu apetite!

76   A ciência do desconforto

Pesquisadores convidaram os participantes a ir ao laboratório provar dois milk-shakes diferentes, com uma semana de intervalo.

O primeiro milk-shake era a opção "sensata": dietético, saudável, com 0% de gordura, 140 calorias e zero açúcar adicionado, com um rótulo sem frescuras. Já no rótulo envolvente e maravilhoso do segundo milk-shake constava, além da descrição de ser uma bomba calórica "indulgente" de 620 calorias, absurdos 56 gramas de açúcar.

Amostras de sangue dos participantes foram coletadas antes e depois de tomarem os dois milk-shakes. E os resultados mostraram que os níveis do hormônio da fome dos participantes (a grelina, responsável por sinalizar fome e estimular o apetite) caíram três vezes mais rápido após a bomba calórica do que após o shake dietético. Isso significa que o milk-shake mais calórico matou mais a fome dos participantes do que o milk-shake diet baixo em calorias.

Agora vem a reviravolta: apesar de resultados muito diferentes na dosagem dos hormônios, os dois milk-shakes, na verdade, eram idênticos! A única diferença era o rótulo enganoso.

Além do exame, os participantes foram convidados a avaliar os rótulos antes de consumir os produtos, comentando a sensação de saciedade que obtiveram após ingerir cada milk-shake.

A saciedade dos participantes foi maior quando acreditavam ter consumido o shake "calórico". Esse resultado sugere que as crenças e expectativas sobre o que comemos podem moldar a resposta, inclusive hormonal, que temos aos alimentos. (Perceba que a diferença não se deu só na sensação de saciedade, mas na dosagem sanguínea dos hormônios também.) Viu como vale a pena cuidar da sua mentalidade?

Há outro estudo[24] surpreendente conduzido pelo pesquisador italiano Fabrizio Benedetti. Ele demonstrou que, quando os pacientes estão cientes de que estão recebendo um tratamento, eles obtêm melhor controle da dor do que quando receberam a mesma droga, na mesma dosagem, mas sem saber de sua administração.

No estudo, que foi realizado com pessoas submetidas à cirurgia torácica, metade delas recebeu doses de morfina diretamente de um médico, enquanto a outra metade recebeu a mesma dose de morfina por meio de uma bomba pré-programada, sem saber. Os pacientes que foram informados sobre o tratamento e viram a administração da morfina relataram redução significativa em seus níveis de dor. Por outro lado, o grupo que recebeu a morfina sem estar ciente não experimentou o mesmo benefício. Isso sugere que a consciência e as expectativas dos pacientes em relação ao tratamento podem influenciar fortemente a sua eficácia. Tratamentos médicos são mais eficazes quando o paciente está ciente e espera um benefício.

Os efeitos de crença/mentalidade transbordam para além da medicina. A já citada pesquisadora Crum, em outra pesquisa,[25] recrutou 88 camareiras de sete hotéis para testar como suas crenças sobre exercício influenciavam sua saúde física. Poucas afirmaram praticar exercícios regularmente – um terço não fazia nenhum.

Nessa pesquisa, metade das camareiras recebeu uma apresentação mostrando que, apenas por já executarem aquele árduo trabalho que já faziam (como limpar banheiros, arrumar camas e aspirar carpetes), já preenchiam a quantidade necessária de exercício diária para constituir um estilo de vida saudável. Quatro semanas depois, as mulheres do grupo que ouviu a apresentação estavam mais magras, com uma cintura menor e até com melhores níveis de pressão arterial. Mesmo sem ter mudado em nada suas tarefas habituais, se mostraram mais satisfeitas com o próprio trabalho, se sentindo mais animadas pelo simples fato de se descobrirem pessoas que praticavam atividade física numa quantidade suficiente para serem consideradas ativas.

A nossa mentalidade é poderosa! Por isso, é importante, antes de qualquer coisa, compreender como certas doses de estresse são fundamentais. Ajustar sua mentalidade fará toda a diferença no resultado de abraçar certas doses de desconforto no dia a dia.

Mas, afinal, de quais tipos de estresse estamos falando?

DESCONFORTO: O SEU MAIS NOVO ALIADO

Meu método visa incluir hábitos na rotina que, em um primeiro momento, podem parecer desconfortáveis. Talvez você já tenha escutado que "a diferença entre o remédio e o veneno é a dose", uma versão da frase do médico suíço Paracelso.[26] Pois bem. Meu método aplica justamente o conceito de hormese na prática, para garantir que a dose seja remédio e não veneno.

Agora que já sabemos que há benesses em certas doses de desconforto/estresse, ficamos mais motivados a assumir tais mudanças. Afinal, sabemos que tudo isso contribuirá significativamente para seu desenvolvimento pessoal e sua saúde.

Algo importante que sempre falo com meus pacientes é: não foque fazer tudo perfeito. O processo é longo e, sim, desafiador. Por isso, um foco mais útil é adotar as orientações em 80% da sua rotina. Isso deixa livres para as indulgências prazerosas de que tanto gostamos os 20% restantes. Você não precisa de tudo; só precisa da dose suficiente de desconforto para gerar os ganhos que deseja à sua saúde.

Se uma vida livre de estresse não existe, o que falar de uma rotina com hábitos perfeitos? Isso também não existe. "Escorregadas" serão inerentes ao processo. Além disso, haverá dias mais fáceis que outros. Alguns em que você seguirá 100%, e outros que não serão bem assim. O importante é manter uma mentalidade de crescimento. Seguir o método em 80% da sua rotina é uma mudança excelente e realista que trará resultados robustos.

Cabe lembrar que o objetivo aqui não é se despir completamente de atividades prazerosas. O plano não é exterminar quaisquer fontes de prazer imediato para sempre, mas organizar e selecionar os momentos oportunos e significativos. Ao migrar da busca excessiva e frequente para intencional e atenta, esses momentos de prazer trarão mais valor e significado.

Chegou a hora de você tomar as rédeas da sua saúde. Para isso, a partir de agora, vou apresentar um método prático para aplicar a hormese na sua rotina, o **Método Mitoflex**. Nele, você vai conhecer seis pilares indispensáveis a serem dominados para que a sua saúde prospere na cultura moderna em que vivemos. Ao segui-lo, você vai incorporar doses toleráveis de desconfortos benéficos – um diferencial para que a sua vida não se resuma a apenas uma busca desenfreada por prazeres efêmeros. O método é dividido em seis passos: Não ignore os sinais, Coma bem, Jejue bem, Durma bem, Mexa-se bem e Desacelere. E não é preciso modificar sua vida exatamente nessa ordem, ok? Comece pelo passo que lhe parecer mais fácil. E escale suas habilidades de acordo com o seu ritmo (e necessidade).

No primeiro passo você vai enxergar exatamente como anda o seu metabolismo, e fará isso por meio de exames, testes e conceitos importantes. Esse é o ponto de partida para entender onde você está e traçar o plano para aonde quer chegar. Serve também como referência para que você acompanhe o seu progresso durante a mudança. Nos cinco passos seguintes você terá acesso à teoria mais moderna, de uma forma acessível, aliada à prática, dividida pelos cinco pilares. Cada um dos passos contém, além da mentalidade necessária, medidas simples e práticas para você começar.

- **Coma bem:** aqui você vai conhecer as cinco rédeas fundamentais para não perder o controle da sua alimentação.
- **Jejue bem:** aqui você vai entender a dose mínima de jejum necessária e também exterminar de vez o senso comum que o impede de utilizar essa ferramenta para restaurar e devolver a você a tão buscada flexibilidade metabólica.
- **Durma bem:** só depois de mostrar o que está em jogo será possível enxergar como essa é uma ferramenta inegociável e um remédio que você carrega consigo.
- **Mexa-se bem:** não existe saúde no sedentarismo; por isso, eu vou mostrar como incorporar essa habilidade vai melhorar sua sensibilidade à insulina, multiplicar suas mitocôndrias e esculpir o seu cérebro.
- **Desacelere:** aqui você nunca mais vai enxergar o ócio da mesma maneira.

Pronto para mergulhar fundo na Ciência do Desconforto e migrar do "Não queria ter de fazer isso" para "Eu consigo!"?

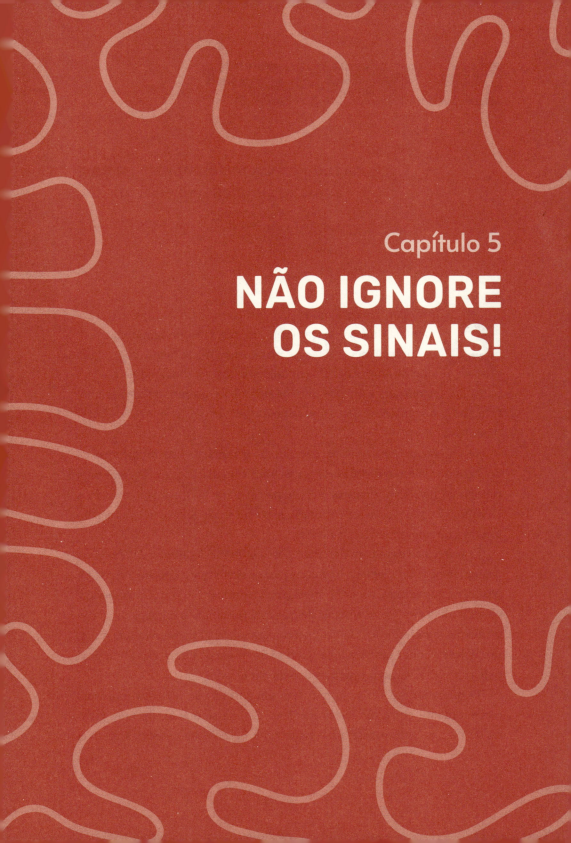

Quais peças do quebra-cabeça revelam a imagem da resistência insulínica?

Para todo problema complexo há uma solução simples que está errada.

GEORGE BERNARD SHAW[1]

Aprender a ler o seu corpo e a interpretar os sinais é fundamental. Muitas doenças crônicas, antes de configurarem doenças propriamente ditas, se manifestam inicialmente com algum tipo de anormalidade em menor escala no funcionamento. E, a partir daí, encontramos um conjunto de sintomas e/ou anormalidades laboratoriais que se instalam antes que se possa "fechar o diagnóstico" ou bater o martelo.

O tratamento convencional é focado no gerenciamento de sintomas de doenças que já estão instaladas (por exemplo, no diabetes medicamos para corrigir os níveis anormais de glicose no sangue), mas, em sua maioria, a identificação precoce dessa disfunção não está sendo feita, e as causas subjacentes raramente são identificadas.

O primeiro passo para que você possa se livrar do abraço da jiboia, ou mesmo impedi-la de enlaçá-lo, é conhecer os sinais que a deixam à espreita. Assim, neste capítulo, você vai aprender a identificar seu status metabólico, ou seja, identificar se tem sinais de que está resistente à insulina, uma das primeiras manifestações da disfunção metabólica. (Lembrando que a disfunção metabólica envolve uma gama mais ampla de alterações – em uma rede complexa, várias outras vias podem dar errado!)

O que você vai ver aqui não será encontrado de maneira uniforme e concordante entre diretrizes médicas. Estima-se que exista uma lacuna de quinze a dezessete anos entre uma descoberta científica até sua implementação na prática da medicina. Além disso, não podemos presumir que todos os médicos estejam atualizados com as práticas mais modernas. Infelizmente, por inúmeras falhas no sistema de saúde em várias esferas, nem sempre é possível receber um atendimento aprofundado. É preciso se antecipar.[2]

Você é a pessoa mais interessada em seu próprio bem-estar. Não é o seu médico. É você quem deve segurar bem firme as rédeas da **sua** saúde em **suas** mãos. Por isso, quero prepará-lo para, na próxima vez que você for ao médico, não se dar por satisfeito se escutar que suas taxas estão todas "normais". Normal para quem? O que isso significa? Recomendo que continue a investigar se não é o caso de a jiboia já estar à espreita, mesmo com os seus números "normais". Como vamos ver ao longo deste capítulo, normal não é o mesmo que ótimo.

É importante entender que o meu objetivo não é diagnosticar você – afinal, você é o meu leitor, não o meu paciente. O que pretendo aqui é acender "luzinhas vermelhas" de alerta antes do que usualmente aconteceria. Essa antecipação pode ser determinante para tomar as medidas necessárias o quanto antes.

AS PEÇAS DO QUEBRA-CABEÇA

Gosto de usar uma analogia com meus pacientes: imagine que estamos tentando montar um quebra-cabeça, mas sem ter todas as peças. Vamos buscando juntar o máximo de peças para formar a melhor imagem possível com os dados de que dispomos hoje para avaliar sua saúde metabólica.

Ninguém tem todas as respostas definitivas, mas podemos explorar caminhos que nos ajudem a entender melhor essa situação. É um processo de investigação, explorando cada detalhe para montar uma imagem maior, com o maior número de peças possível. Todas as peças têm limitações. E, por isso, é necessário usar uma combinação de métodos para avaliar e monitorar a saúde metabólica, tendo sempre em mente que nenhum é perfeito.

Bem, as peças estão diante de nós. Pronto para conhecê-las?

Não ignore os sinais! **83**

PEÇA #1 - GENÉTICA

Escuto muitos pacientes no consultório conformados com a explicação de que, como os pais tinham diabetes tipo 2, **era esperado** e inevitável que também ficassem diabéticos. Eu mesma já cheguei a acreditar que esse seria um destino certo para mim, afinal já são três gerações de diabetes tipo 2 em minha família. E, sim, a genética desempenha um papel na resistência à insulina, mas não é o fator mais importante. Não é uma sentença.

Estudos[3] envolvendo irmãos gêmeos **têm mostrado** que características como a sensibilidade à insulina são influenciadas por fatores genéticos.[4][5] Existem também certas etnias com predisposição aumentada para desenvolver resistência à insulina ou pré-diabetes, incluindo americanos asiáticos, negros, hispânicos/latinos, povos indígenas do Alasca, do continente americano e das Ilhas do Pacífico.[6]

Mas será que se eu pertenço a um desses grupos, e então estou fadado a ter resistência insulínica? Na verdade, não. É importante saber que a maneira como interagimos com nosso ambiente modifica de maneira muito poderosa o funcionamento dos nossos genes através de um fenômeno chamado epigenética. É como se os seus genes fossem a lâmpada, e o dimmer que controla a intensidade da luz fosse a sua epigenética. Sua quantidade de sono, seu grau de atividade física, sua alimentação e a carga tóxica a que se expõe interagem entre si para silenciar ou expressar genes, ligando, controlando a intensidade da luz ou desligando-a. Portanto, nossos hábitos influenciam os genes que nasceram conosco de fábrica.

A má notícia é que o que sua mãe consumiu enquanto estava grávida pode ter influenciado seu DNA de maneira negativa. Portanto, se ela estava obesa durante a gravidez, a epigenética pode ter sido alterada, aumentando seu risco de doenças. No entanto, se sua mãe fez uma cirurgia bariátrica, por exemplo, ou se fez uma dieta e também perdeu gordura visceral entre o seu nascimento e a gestação da sua irmã, então sua irmã não sofreu essas mesmas mudanças epigenéticas desfavoráveis.

É por isso que a história familiar é ainda mais importante do que apenas a genética; ela é o resultado da interação entre a genética e os hábitos daquela família, ou seja a epigenética.

Você pode até pensar que essa condição é um pouco injusta, afinal você não tem controle sobre seus genes, nem sobre os hábitos ou a saúde dos seus pais e avós. No entanto, tem pleno poder sobre a sua saúde e sobre os seus hábitos, e isso é de longe o mais importante.

PEÇA #2 – O CORPO FALA

Medicina não é matemática ou engenharia. Não é uma ciência exata. Então, existem muitas doenças diferentes que podem apresentar um mesmo sintoma. E uma mesma doença pode se manifestar com muitos sintomas diferentes.

Por que estou dizendo isso? É que a segunda peça do quebra-cabeça diz respeito a alguns sinais e sintomas que comumente são relacionados a pessoas com resistência insulínica. Esses indícios, porém, podem também estar presentes em outras patologias. Mas saiba que, se ao longo deste trecho você perceber que tem vários desses sintomas, considere ter encontrado uma peça do quebra-cabeça que pode, sim, se encaixar na imagem de uma disfunção metabólica.

Fique alerta aos seguintes sinais e sintomas:

- Pele escurecida nas axilas ou nas laterais do pescoço, chamada acantose nigricans. Essas manchas também podem aparecer em virilhas, joelhos e embaixo dos seios.
- Pequenas protuberâncias na pele conhecidas como acrocórdons, comumente encontradas em áreas do corpo onde a pele forma dobras ou se esfrega contra si mesma, como axilas, pescoço, pálpebras, abaixo dos seios e na região da virilha.
- Hipertensão arterial: uma das manifestações clássicas da hiperinsulinemia e resistência à insulina é a incapacidade de excretar sal, e isso provoca aumento da pressão arterial.[7] O açúcar também aumenta diretamente a pressão arterial através da elevação do ácido úrico, que inibe a NO sintetase,[8] impedindo o relaxamento dos vasos.[9]
- Um sintoma nem sempre associado é o de fome constante. Você provavelmente já ouviu pessoas dizerem que não podem ficar sem comer, sempre carregando algum lanche na bolsa, ou talvez isso descreva você mesmo. Esse comportamento, apesar de não ser

classicamente descrito como os anteriores, pode ser um sinal de hipoglicemia reativa; a sensação de mal-estar e a ansiedade para comer podem estar acompanhadas de sintomas clássicos de hipoglicemia, como tremores, fraqueza, suor frio; geralmente acontece entre sessenta e 120 minutos após alguma refeição com açúcar ou amido (trigo, tapioca, polvilho, raízes).

Já vimos que, historicamente, nossos ancestrais passavam várias horas, até mesmo dias, sem comida, e ainda assim mantinham suas atividades sem grandes problemas. Isso era possível graças à capacidade do corpo de alternar entre diferentes fontes de energia: a glicose, proveniente da última refeição, e as reservas de gordura do corpo. Essa habilidade de alternância é conhecida como **flexibilidade metabólica**, um indicador-chave de um metabolismo saudável.

Então, como saber se você tem essa flexibilidade metabólica? Um bom indicativo é a sua capacidade de ficar cerca de cinco horas entre as refeições justamente sem sentir tontura, tremores, suor excessivo, irritação ou um desejo intenso de comer. Se você consegue passar esse período sem desconforto, é provável que seu metabolismo esteja funcionando bem, alternando eficientemente entre as fontes de energia. Por outro lado, se você se sente mal quando não come a cada duas horas, isso pode ser um sinal de que seu metabolismo está menos apto, dependendo excessivamente da ingestão frequente de alimentos para manter os níveis de energia.

Muitas vezes, a pessoa que está sempre "desesperada" para comer se sente culpada. A questão é que fome excessiva pode ser um sintoma importante. Portanto, se esse é o seu caso, troque a culpa pela curiosidade e investigue. Uma curva glicêmica-insulinêmica de 120 minutos é um exame que o seu médico pode pedir.

PEÇA #3 – O IMC ESTÁ MORTO. IRC E COMPOSIÇÃO CORPORAL

A terceira peça do quebra-cabeça é avaliação da composição corporal, ferramenta essencial para verificar como anda o seu metabolismo.

A visão de que o peso é o principal indicador de saúde é amplamente difundida entre o meio médico e no senso comum. A balança do seu banheiro (que mede só o seu peso) é o ícone cultural de magreza, condicionamento físico e saúde. Para efeito de comparação, o paquímetro de dobras cutâneas e as balanças de composição corporal (que medem gordura) são muito menos usados. Outras métricas relacionadas à gordura – como a medição da circunferência da cintura – também são ofuscadas pela nossa familiaridade com a balança de banheiro e pelo conforto e praticidade de simplesmente subir nela e obter um número.

A verdade é que **quanto você pesa diz pouco sobre a sua saúde metabólica. Uma pergunta mais eficiente é saber quanto e onde a gordura está localizada no seu corpo.** A seguir vamos falar de métricas úteis que vão ajudar você a definir se está com excesso de gordura corporal, mas vou começar falando sobre um indicador que deveria ser esquecido (polêmica!) e, no entanto, é o mais utilizado: o Índice de Massa Corporal (IMC).

Nada melhor que um exemplo para escancarar quão imprecisa é essa calculadora: Arnold Schwarzenegger tem 1,88 m de altura e pesava 107 kg durante as competições de fisiculturismo. Isso fazia dele no IMC um obeso grau I (o peso em quilogramas dividido pelo quadrado da altura dele, em metros). O número resultante é usado para determinar o risco à saúde da pessoa: <18,5 = abaixo do peso / 18,5–24,9 = peso adequado/ 25–29,9 = sobrepeso (pré-obeso); se o resultado for >30, = obeso.

No caso de Arnold, que tinha músculos de sobra, seu IMC não mostrava diferença alguma em relação a uma pessoa que pode ter gordura de sobra. E existe um abismo entre quem tem um IMC de 30 por excesso de gordura e quem tem muitos músculos e pouca gordura corporal, em excelente forma física.[10]

Mesmo entre aqueles classificados como obesos, com excesso de gordura evidente, o IMC não consegue apontar onde essa gordura se acumula no corpo (nos quadris ou na cintura?), e isso importa. Assim, o IMC é uma tentativa de impor um único dígito a um emaranhado de coisas, como músculos, água, ossos e gordura e, então, tirar conclusões superficiais de um sistema que é muito incerto e complexo. É por isso que pode levar a classificações incorretas.

Veja que não para por aí: o IMC pode ser ainda mais enganador em pessoas com valores normais da classificação. Você pode ter menos músculos do que é considerado saudável; porém, por ter altos níveis de gordura corporal, passa no teste, escondendo riscos à saúde.[11] Recentemente atendi a uma paciente com peso adequado, mas com um quilo e meio de gordura visceral, hipoglicemia reativa e histórico familiar de diabetes. Essa paciente precisa de atenção, e basear-se apenas no IMC e na glicemia de jejum dela (que estavam normais) custaria décadas de saúde perdida esperando um diagnóstico fechado.

O exemplo que traz maior risco à saúde é o da união dos dois extremos: a obesidade sarcopênica, condição que está associada à inflamação crônica de baixo grau e à resistência à insulina,[12] em que o indivíduo tem gordura abdominal em excesso, e, ao mesmo tempo, a sarcopenia, ou massa muscular insuficiente, especialmente nas pernas, com redução de força muscular, comum em idosos.

Não restam mais dúvidas de que ter um IMC normal não o protege de estar com uma composição corporal ruim.

Para ajudar você nessa questão, vamos fazer algo simples, mas muito eficiente. Pegue uma foto sua de corpo inteiro ou se olhe no espelho. Observe o formato do seu corpo, avalie as suas proporções – garanto que você já fará um trabalho melhor que o IMC. O formato de maçã (maior acúmulo de gordura na área abdominal, que evidencia alto índice de gordura visceral) está associado a um maior risco de resistência à insulina; o formato de pera (maior acúmulo de gordura nos quadris e nas coxas) apresenta risco menor. Claro que qualquer formato corporal pode desenvolver resistência à insulina, e essa é apenas mais uma peça do quebra-cabeça.[13]

Recomendo também que meça a circunferência da sua cintura com uma fita métrica. Esse parâmetro é mais preciso para avaliar o risco de problemas de saúde relacionados ao excesso de gordura corporal, pois está fortemente associado a riscos metabólicos e cardiovasculares.[14] De acordo com as diretrizes do NCEP-ATP III, uma medida de cintura superior a 102 cm em homens e a 88 cm em mulheres é indicativa de risco aumentado para doenças metabólicas e cardiovasculares.[15]

Mas você pode ir além, pegando a sua calculadora: divida o valor da sua cintura pela sua altura em centímetros. Essa métrica, conhecida como relação cintura-altura, é a que mais uso, por ser considerada uma medida prática e eficaz para avaliar a adiposidade central, que está fortemente associada ao risco de desenvolver doenças como diabetes tipo 2, hipertensão e doenças cardiovasculares. O ideal é que o resultado seja menor que 0,5 (a circunferência da cintura deve ser menor que a metade da sua altura).[16] Um valor maior que 0,5, mesmo em crianças, aumenta o risco para as doenças mencionadas.

Existe uma nova métrica chamada Índice de Redondeza Corporal (IRC), que tem substituído o IMC com louvor entre médicos e pesquisadores para estimar risco de doenças cardiovasculares, diabetes e mortalidade por todas as causas. O IRC é exatamente o que parece – uma medida de quão redondo você é. Ele avalia o formato do corpo levando em consideração a circunferência da cintura e a altura, mas não o peso, para calcular a gordura visceral. Por ser bem melhor que o IMC, pesquisadores indicam que acompanhar o IRC ao longo dos anos pode ser uma maneira eficiente de monitorar o aumento gradual do risco cardiovascular, permitindo intervenções preventivas.[17] Como a fórmula é complexa, busque "calculadora de IRC" na internet e veja onde você se encontra. Seguindo o **Método Mitoflex**, você vai acompanhar esse índice cair. Faça mensalmente.

Outra boa saída é usar aparelhos de bioimpedanciometria, que, apesar de não serem perfeitos (nenhum é), já são melhores do que só se pesar na balança convencional.

Por fim, existe uma ferramenta menos acessível, porém excelente, que é a densitometria de corpo inteiro, o DEXA Scan. Esse exame não apenas mede a quantidade total de gordura corporal e de massa magra, mas também mede a quantidade de gordura visceral em gramas. Essa ferramenta também mede a quantidade de músculos geral e quanto de músculos você tem nos braços e pernas. É bastante precisa para avaliar sarcopenia, por isso eu utilizo anualmente com meus pacientes. Converse com o seu médico sobre a possibilidade de fazer isso também.

De novo: o dado mais importante não é o seu peso, mas como a sua gordura está distribuída e quanto dela você tem no corpo. É a queima de gordura, e não de peso, que leva a uma saúde melhor. Nem sempre perder peso é bom. E se forem os músculos?

Percebe quão longe podemos ir ao desapegar da balança do banheiro? O Dr. Maffetone[18] sugere adotar o termo "excesso de gordura" (*overfat*),

Não ignore os sinais! **89**

pois descreve com mais precisão o problema real. Essa mudança ajuda na definição de metas mais claras e na tomada de decisões melhores, promovendo estilos de vida saudáveis que reduzem a gordura corporal excessiva e previnem doenças crônicas ao prezar pela importância da massa magra. Simplificar a linguagem é essencial para acabar com a confusão e encorajar hábitos de vida mais saudáveis.

PEÇA #4 – EXAMES E MAIS EXAMES

A quarta peça do quebra-cabeça são os exames laboratoriais. A essa altura, já ficou bem claro que não existe um teste simples e direto para diagnosticar resistência à insulina. Atribuir números pode nos fazer sentir que temos controle sobre situações complicadas, mas quantificar algo não garante uma compreensão profunda. Geralmente, interpretar exames requer raciocínio clínico de um médico experiente.

Existem várias informações que podem ser extraídas de alguns bons exames em jejum para avaliar o funcionamento do seu metabolismo. Alguns dos testes[19] [20] que considero mais úteis são: insulina em jejum, glicose em jejum, hemoglobina A1c (HbA1c), triglicerídeos em jejum (gordura no seu sangue), HDL colesterol (o chamado de "colesterol bom"), ácido úrico, proteína C-reativa (PCR us), transaminases hepáticas (ALT, AST) e homocisteína. Além desses, recomendo, de acordo com a necessidade, testes funcionais de tolerância a carboidratos, além de uma ultrassonografia de abdômen.

Com relação à glicose em jejum e à hemoglobina A1c (HbA1c), em especial, é preciso ter atenção. A glicose, ao ser dosada depois de oito a doze horas em jejum, espelha um momento do seu dia em que o açúcar no sangue está mais baixo, já que você não comeu a noite toda. Quando esse exame está alterado, você deve se lembrar daquela linha de ônibus. Você está nas paradas finais da linha. E a hemoglobina A1c (HbA1c) estima a média de açúcar no sangue nos últimos três meses. Infelizmente, precisamos nos lembrar do canarinho na mina de carvão do início do livro. Esses dois testes são lamentavelmente atrasados para avisar que você tem resistência à insulina. Estamos falando aqui de décadas. Para ser mais exata, são exames ineficazes, porque, quando já estão alterados, o seu metabolismo já está danificado. Ambos podem permanecer normais por dez a quinze anos, enquanto a resistência à insulina piora silenciosamente abaixo da superfície, sem ser detectada, marchando lentamente em direção ao diabetes tipo 2 ou a uma das muitas outras doenças associadas.[21] Por isso, eu sempre peço, na mesma amostra de sangue, a dosagem da insulina em jejum após um período de jejum de oito a doze horas (não ultrapassar esse período para colher): esse exame alterado é o canarinho na mina de carvão. Com ele, conseguimos calcular o índice HOMA-IR, uma fórmula que estima quanto de insulina o seu pâncreas precisa liberar para ter aquele nível de glicose em jejum de oito a doze horas. Um HOMA-IR cada vez mais alto, longe do valor 1,0, que é o ótimo, ideal, indica que o pâncreas tem precisado secretar níveis cada vez mais altos de insulina para lidar com o excesso de glicose do sangue. HOMA-IR bastante elevado, como 4 ou mais com glicose em jejum e glicada em jejum, mostra que o indivíduo está em um estado compensado de resistência à insulina. Já há muito a se fazer nessa situação; porém, sem prestar atenção, você pode passar décadas silenciosamente piorando sua saúde, até se juntar à estatística.

Um estudo[22] da Universidade de Stanford descobriu que indivíduos com esses três marcadores normais – glicemia em jejum, hemoglobina A1c (HbA1c) e insulina em jejum –, ao serem monitorados com um monitor contínuo de glicemia, tiveram picos de açúcar no sangue subindo para a faixa pré-diabética e diabética após as refeições. A gravidade dos picos de glicose após as refeições (pós-prandial) revelou informações críticas que os testes em jejum não tinham sido capazes de detectar.

E por que essa informação é importante? É que, nos estágios iniciais da resistência à insulina, o açúcar no sangue pode ser normal após jejum noturno. Mas, após as refeições, já é possível identificar sua tendência a subir mais do que o normal e permanecer alto por um período mais longo.

Podemos dizer, então, que os exames laboratoriais, como os feitos em jejum, são apenas uma imagem momentânea e não capturam toda a complexidade desse processo contínuo. Já os testes funcionais ajudam a mostrar como está a metabolização da glicose e como o metabolismo como um todo está funcionando (ou não).

Acontece que a hiperglicemia pós-prandial é uma das primeiras anormalidades da homeostase da glicose [regulação] associada ao diabetes tipo 2, e piora – progredindo para hiperglicemia em jejum – à medida que a condição

Você é a pessoa mais interessada em seu próprio bem-estar. É você quem deve segurar bem firme as rédeas da sua saúde em suas mãos.

A CIÊNCIA DO DESCONFORTO
@DRA.MAIRASOLIANI

se desenvolve. É por isso que eu gosto de avaliar como o indivíduo está lidando com o açúcar após as refeições com carboidrato. E é possível testar isso de quatro maneiras.

No laboratório:

- Teste concomitante de glicose pós-prandial e insulina pós-prandial (deve ser colhido no laboratório após 120 min da primeira garfada da refeição).
- Curva de glicose/insulina de 120 min após ingerir 75 g de glicose (quatro ou cinco dosagens, feita no laboratório).

Em casa, você pode:

- Adquirir um glicosímetro e tiras de glicose compatíveis e então verificar sua glicemia capilar duas horas após o início das refeições. É um método barato, não depende de laboratório e você pode checar diariamente a sua tolerância ao que está comendo. Esse teste lhe dá uma janela para o seu metabolismo e pode ajudar a mostrar se você está intolerante à glicose.
- Adquirir um monitor contínuo de glicose (no Brasil, não precisamos de receitas médicas para tal) e avaliar o comportamento do seu açúcar no sangue ao longo do dia e como ele varia após as refeições. Existe uma métrica chamada "tempo no alvo" que pode ser muito útil. Mirar em 70% no mínimo e escalar para 90% é uma estratégia excelente.

"NORMAL" NÃO NECESSARIAMENTE SIGNIFICA SAUDÁVEL

Depois de pedir todos esses exames, podemos partir para o próximo problema? Ele é semelhante ao do IMC. Quando o leigo recebe os resultados de um exame, a primeira ação é verificar a coluna que indica os valores "normais". No entanto, essa prática pode nos levar a interpretações errôneas, pois "normal", segundo a faixa que o seu laboratório indica, não significa necessariamente o ideal para a saúde ótima.

Na medicina moderna, é importante entender os valores de referência dos exames laboratoriais, mas a verdade é que se trata de um campo minado de ambiguidades. Como bem disse Sir William Osler: "Medicina é a arte da incerteza e a ciência da probabilidade".[23]

Os valores de referência fornecidos pelos laboratórios são estabelecidos com base em médias populacionais, e o que é normal varia conforme idade, condição de saúde e até mesmo o laboratório que realiza o teste. O que era considerado um nível normal de enzimas hepáticas nos anos 1980, por exemplo, mudou significativamente devido às alterações no perfil de saúde da população. Antigamente, um nível de enzimas hepáticas poderia ser considerado normal quando estava em torno de 20, mas, hoje, muitos laboratórios utilizam o valor de 40 como referência.[24]

Tomemos o caso da esteatose hepática (acúmulo de gordura no fígado). Se um ultrassom mostra gordura no fígado e as enzimas hepáticas estão elevadas, isso indica a presença de gordura no fígado, que pode estar caminhando para uma inflamação ou mesmo uma hepatite não viral. No entanto, se os valores estiverem dentro do que é considerado "normal" pelo laboratório, esses sinais podem ser ignorados até que a condição se agrave significativamente.

Gosto da metáfora dos "buracos do queijo suíço", originada da aviação, aplicada à medicina. Ela ilustra como vários pequenos erros, alinhados, podem levar a uma falha catastrófica. Na medicina, isso se traduz em ignorar pequenos sinais e sintomas que, quando combinados ao longo do tempo, podem resultar em complicações graves. Assim como na aviação, em que múltiplas pequenas falhas podem levar a um acidente fatal, ignorar ou minimizar "pequenas" anormalidades na saúde pode atrasar intervenções que preveniriam resultados adversos significativos.

Preparei uma tabela detalhada de testes relacionados à resistência à insulina, incluindo intervalos que considero importantes para avaliação. Use-a como uma ferramenta para verificar quão próximo ou distante você está dos índices ideais. Quem não sabe seus próprios números não tem como melhorar, concorda? No entanto, lembre-se de que as informações a seguir não substituem uma avaliação médica profissional. Embora ofereçam uma ferramenta útil para autoavaliação, servem principalmente como um ponto de partida para discussões mais aprofundadas com seu médico.

94   A ciência do desconforto

Exame	Nível ótimo	Alterados	Seus números
Insulina em jejum[25]	<6	> 12 mU/L provável resistência à insulina	
Glicose em jejum	<85[26]	• Pré-diabetes 100-125 mg/dL • Diabetes >126 mg/dL	
Hemoglobina glicada (Hb A1c)	<5,5	• Pré-diabetes 5,7-6,4 • Diabetes tipo 2 >6,5[27]	
HOMA-IR[28][29]	Os valores aqui variam muito entre estudos. A maioria dos experts concorda que HOMA = 1 é excelente.	Valores mais altos são piores; índices acima de 3,0 indicam resistência à insulina significativa.	
Glicose pós--prandial (coleta duas horas após o início de uma refeição)	<140mg/dL A magnitude e o tempo do pico de glicose dependem de vários fatores, como a quantidade e a composição da refeição. Em não diabéticos, costuma acontecer 60 minutos após o início da refeição, e retorna aos níveis pré-prandiais dentro de duas a três horas.	• 140mg/dL -199mg/dL sugere pré-diabetes • > 200mg/dL sugere diabetes tipo 2 Recomendado confirmar com TTGO de 60 minutos e/ou HbA1c.	
Após sobrecarga com 75g de glicose (TOTG) 120 min[30]	• <140 considerado normal • Próximo de 100, ótimo	• Pré-diabetes 140-199 mg/dL • Diabetes >200	

Exame	Nível ótimo	Alterados	Seus números
Após sobrecarga com 75g de glicose (TOTG) 60 min[31]	• <155 considerado normal • <130 pode ser considerado ótimo	• Pré-diabetes 155 – 208 mg/dL • Diabetes >208	
Quantitative Insulin Sensitivity Check Index (QUICKI)[32]	>0,33	<0,33	
Triglicerídeos em jejum (gordura no sangue)	<100	>150	
HDL colesterol (o chamado "colesterol bom")	• >40 em homens • >50 em mulheres	• <40 em homens • <50 em mulheres Recomendado usar o índice Triglicérides/HDL para estimar seu risco.	
Índice triglicérides glicose (TyG Index) – performa ainda melhor que o HOMA-IR[33] (Glicose m jejum x triglicérides)/2 Então, obtenha o log natural desse resultado	<8,7 geralmente considerado normal; indica baixo risco de resistência à insulina e doenças metabólicas	• >8,82 mulheres • >8,72 homens Indica resistência à insulina; confere risco aumentado para doenças cardiovasculares (p. ex., infarto do miocárdio, acidente vascular cerebral, diabetes tipo 2), além de maior mortalidade cardiovascular	
Índice Triglicérides/HDL[34]	• Quanto mais próximo de 1, melhor • <2[35]	• **Entre 2,0 e 3,9:** moderado risco de resistência à insulina e doenças cardiovasculares. • >4,0: risco elevado de resistência à insulina e doenças cardiovasculares.	

Exame	Nível ótimo	Alterados	Seus números
Ácido úrico[36]		>5,5 aponta disfunção mitocondrial e resistência à insulina[37]	
Proteína C-Reativa (PCR) (marcador de inflamação)[38]	<1 mg/dL (0,055 mmol/L)	O laboratório sugere faixas para risco cardiovascular	
Painel de enzimas hepáticas (ALT, AST e GGT)	Valores médios mais baixos (próximos de 20) são considerados melhores para a saúde metabólica	O laboratório sugere as faixas que indicam alterações quando estão acima do normal	
Ultrasso-nografia de abdômen total	Ideal: avaliação de fígado e pâncreas livres de sinais de acúmulo de gordura extra e intraórgão	Esteatose hepática, gordura peripancreática	
Homocisteína	9,5[39]		

Volto a frisar: na coluna do *ótimo*, não há consenso para a maioria dos números apresentados. Esse é só o meu norte. Se eu não os colocasse aqui, certamente seria cobrada por isso (conheço meus alunos). Lembre-se da dificuldade que temos em definir o que é normal em meio à epidemia silenciosa em que vivemos. Fato é que, se você está perto de todos os valores alterados, mais longe do ótimo e próximo à categoria do pré-diabetes, não espere antes de mudar seus hábitos.

Há também um questionário de sensibilidade à insulina de que gosto bastante. Embora não tenha sido cientificamente validado, esse teste criado por uma psiquiatra de Harvard, Dra. Georgia Ede, é bastante útil.[40] Percebi que, quando os meus pacientes têm várias das queixas listadas nele, em geral também apresentam alterações nos exames correspondentes. Por isso, além dos outros elementos diagnósticos, também utilizo esse questionário como uma parte importante do processo de avaliação.

Não ignore os sinais! **97**

Responda às seguintes perguntas com "sim" ou "não":

	Sim	Não
1. Você se sente sonolento ou confuso duas horas ou menos depois de comer uma refeição ou lanche que contém açúcares ou amidos?		
2. Você tende a ganhar peso na cintura, em vez de nos quadris e coxas?		
3. Seu peso oscila muito? (Exemplo: aos finais de semana)		
4. Você ainda sente fome quando não deveria precisar comer mais (mesmo quando já comeu em grande quantidade)?		
5. Você deseja doces, amidos ou laticínios com muita frequência?		
6. Você acorda no meio da noite e tem dificuldade em voltar a dormir, a menos que coma algo doce ou rico em amido?		
7. Você fica irritado, inquieto, tenso ou ansioso no início da noite, antes da hora do jantar?		
8. Você tem dificuldade em controlar a quantidade de açúcar ou amido que ingere?		
9. Você tem sintomas de "hipoglicemia" se não comer a cada duas a três horas? (Os sintomas típicos de hipoglicemia incluem sensação de tremor, pânico, irritação, ansiedade por mais alimentos ou tontura quando está com fome.)		
10. Você é um comedor emocional, que come quando está emocionalmente abalado?		
11. Você ganha peso facilmente?		

	Sim	Não
12. Alguma das seguintes doenças ocorre na sua família próxima (pai/mãe e irmãos)? ▪ Obesidade? ▪ Dislipidemia? ▪ Diabetes tipo 2?		
13. Você costuma consumir doces, amidos ou laticínios?		
14. Você sente que é obcecado por comida? Pensa em comida o dia todo?		
15. Você prefere doces e amidos a todos os outros tipos de alimentos?		
16. Doces e amidos fazem você se sentir temporariamente menos deprimido ou menos ansioso?		
17. Você sente que precisa levar comida para onde quer que vá?		
18. Você sente muita fome logo pela manhã?		
19. Você tende a entrar em pânico ou sentir muita fome durante o exercício?		
20. Você sente muita alteração de humor alguns dias antes da menstruação (somente para mulheres)?		

Resultado

(Obs.: esse resultado não é validado; portanto, serve apenas como tendência. Não substitui uma avaliação médica e não constitui valor diagnóstico.)

Quanto mais respostas "sim" você tiver, maior será a probabilidade de estar intolerante aos carboidratos (resistente à insulina) e mais seriamente você deve considerar mudar o seu estilo de vida.

- **1 a 5:** zona amarela. Possível intolerância leve a carboidratos.
- **6 a 12:** zona laranja. Provavelmente resistência moderada à insulina.
- **13 ou superior:** zona vermelha. Muito provavelmente resistência à insulina significativa.

CHEGA DE ESPERAR

Não pretendo esgotar o assunto. Seria impossível. O objetivo foi ajudar você a ter uma visão mais aprofundada do seu estado atual de saúde. Ainda que a resistência à insulina esteja passando longe, com esses dados você consegue se manter vigilante quanto às armadilhas e aos excessos da vida moderna, que não desaparecerão tão cedo.

Se você identificou várias peças do quebra-cabeça apresentando riscos, provavelmente tem resistência à insulina e precisa de atenção. A instalação e a progressão do abraço da jiboia são lentas. Mesmo já com diagnóstico de diabetes tipo 2 em estágio inicial, essa condição é passível de remissão com intervenções no estilo de vida. O gerenciamento precoce da resistência à insulina também é crítico para prevenir os efeitos debilitantes do avanço da doença. Podemos fazer melhor do que ignorar a causa, aguardando sentados a ação dos medicamentos enquanto as doenças progridem.

Meu objetivo com os passos do **Método Mitoflex** que virão adiante é destacar várias maneiras possíveis de você assumir o protagonismo sobre a sua saúde e se antecipar.

Incorporando doses de desconfortos toleráveis na sua rotina, você melhora sua sensibilidade à insulina e recupera o bom funcionamento de seu metabolismo. E, se está saudável, com os passos a seguir você se protege para que assim continue por muito mais tempo. Há muito que pode ser feito, além de só receber uma prescrição de medicamentos. No próximo capítulo você vai ter a exata noção disso, quando falarmos do primeiro desconforto necessário: o que você deve retirar do seu prato. Encontro você lá!

100 A ciência do desconforto

Capítulo 6
COMA BEM!

Como podemos melhorar nossos hábitos alimentares?

O modo como comemos mudou mais nos últimos 50 anos do que nos 10 mil anteriores.

MICHAEL POLLAN[1]

Ainda não conheci uma pessoa sequer que tenha desejos por se empanturrar com cenouras ou pepinos. Mesmo quem ama esses vegetais dificilmente vai se sentar em frente à televisão com uma tigela cheia deles para ver a uma série favorita. Por que será?

Mistério semelhante ronda o pãozinho francês no café da manhã. É surpreendentemente difícil abandoná-lo. Você já deve ter tentado seguir uma dieta em que o nutricionista indicou ovos mexidos ou omeletes de café da manhã. Em apenas uma semana, muitos já estão reclamando daquele "tédio" alimentar. No entanto, se fosse possível, continuariam repetindo o pãozinho francês com manteiga por décadas, sem nem pensar em desistir dele. Por que o pãozinho se mantém tão irresistível, enquanto outros alimentos ficam enjoativos e rapidamente caem na monotonia de nossos paladares?

Essa preferência por alimentos específicos esconde uma questão mais profunda que vai além de gosto ou hábito. É um indicativo de como a conveniência e o prazer imediato superam as considerações nutricionais em nossas escolhas alimentares.

Comer não é opcional. Dependemos diariamente, várias vezes por dia, de escolhas que influenciam diretamente a nossa saúde metabólica. A forma como nos alimentamos hoje foi significativamente afetada pela era industrial de alimentos ultraprocessados, que passaram a ser produzidos em larga escala e hoje são onipresentes. Não há limites nem regras para a propaganda, nem para a oferta, muitos menos para o consumo. Além de serem hipercalóricos e pouco nutritivos, também são extremamente convenientes – leia-se "confortáveis". E já vimos que o que precisamos é buscar o desconforto. Se você não souber traçar limites, ninguém mais o fará por você.

CONHEÇA AS 5 RÉDEAS (OS 4 QS E 1 C)

Existem cinco categorias de preocupações que considero extremamente úteis para que você não se perca em meio a essa anarquia alimentar na qual vivemos. Eu chamo essas categorias de RÉDEAS para utilizarmos como pontos de atenção. Vou discorrer agora sobre cada uma dessas rédeas, mas antes forneço um manual antiansiedade: o objetivo aqui não é que você tente controlar com perfeccionismo todas as cinco ao mesmo tempo, o tempo todo. Em geral, se conseguir segurar pelos menos três delas para pautar sua estratégia do dia, não importa onde você esteja, será muito útil. Você pode inclusive refletir, ao término de ler as cinco rédeas, ponderando se não seria o caso de estar ignorando todas as cinco na maior parte do seu tempo. (Grandes chances, se seu status no Capítulo 5 apontou para resistência à insulina, de essas rédeas estarem todas soltas há muito tempo.) Assim, conhecer todas elas dá a você a liberdade para ajustar a tática de acordo com a situação. O objetivo aqui é, ao assumir seu poder de decisão, não soltar todas as rédeas sempre que o fim de semana chegar ou que você entrar de férias.

Vamos aos 4 Qs e 1 C:

1. Quanto você come
2. Qualidade dos alimentos que você come
3. Quantas vezes você come
4. Quando você come
5. Como você come

Impor limites e não desrespeitar todas essas categorias não só vai ajudar você a compreender melhor suas escolhas alimentares, como também vai lhe dar um norte. Para quem está perdido, qualquer direção serve. Para você, não mais.

Coma bem! **103**

Neste capítulo vou falar brevemente sobre o item 1; em seguida, me aprofundarei bastante no item 2 e, então, falarei sobre o item 5. No capítulo seguinte falaremos sobre os dois últimos Qs da lista.

Eu optei por não me aprofundar no primeiro Q, sobre a quantidade. Não porque não seja importante (pelo contrário, déficit calórico é imperativo para o emagrecimento), mas porque, sinceramente, você já deve estar cansado de saber que comer demais é péssimo para a sua saúde e que ninguém deve abusar de calorias. Realmente a matemática que você está cansado de escutar parece simples: consuma menos do que você gasta, se quiser emagrecer. O problema é que ninguém faz um bom trabalho dizendo *como* pôr isso em prática. Sabe por quê? As calorias não são iguais: cem calorias em cenouras não provocam o mesmo efeito no seu metabolismo (e na regulação do seu apetite) que cem calorias de um bolo de cenoura. Então é claro que calorias importam, mas não da forma simplificada sustentada pelo senso comum. O que vale destacar é que, mesmo não me aprofundando nesse primeiro Q por aqui, você vai, ao cuidar das outras rédeas, reduzir a quantidade de comida ingerida, o que é um passo natural que costuma ser alcançado, de acordo com os estudos mais modernos.

Com essas considerações em mente, vou fornecer um caminho prático e fundamentado para que você possa aperfeiçoar sua alimentação ao respeitar esses princípios e retomar as rédeas do seu metabolismo.

COMIDA ULTRAPROCESSADA: UM EXPERIMENTO QUE DEU ERRADO

À medida que evoluímos, aprendemos a processar alimentos. Isso não só melhorou o sabor da comida como ajudou a preservá-la por mais tempo. Ao explorar novas terras, salgar, secar e moer foram passos determinantes para a sobrevivência, o desenvolvimento e a expansão da civilização, que vivia em condições tão adversas.

Em algum momento, porém, nos perdemos.

No século XIX, alimentos processados se tornaram sinônimos de dietas ricas em gorduras vegetais, açúcar e sal. E, nos últimos cinquenta anos, surgiu uma nova categoria desses alimentos, os chamados ultraprocessados.

104 A ciência do desconforto

Será que pizza é legume? Isso pode parecer uma pergunta maluca. Em 1981, no Governo Reagan, um condimento que tradicionalmente era colocado no meio do hambúrguer passou a contar como "porção de legumes", o relish de picles. Já em 2011, o Congresso Norte-Americano aprovou um projeto de lei que permitiu que a pizza com duas colheres de sopa (30 mL) de extrato de tomate se qualificasse como uma porção de legumes. É preciso ter uma criatividade lisérgica (para não falar o que realmente gostaria) ao considerar pizza uma merenda escolar. *Porção de legumes?* Veja que o tomate é uma fruta; ao ser ultraprocessado para virar o molho de tomate comercial, ele recebe tanto açúcar, que deveria passar a ser classificado como sobremesa. Isso é um exemplo desastroso de como, por interesses econômicos e políticos, fomos afrouxando os limites e distorcendo a definição do que é comida. Assim, nos perdemos na qualidade (e na ética).[2]

Esse escândalo é só um exemplo extremo que escolhi entre vários para demonstrar como é possível distorcer o que é comida de verdade e o que são ultraprocessados em nome do lucro da Big Food – conglomerado das maiores empresas do mundo que lucra bastante com esse nível de distorção. Esse tipo de barganha, que começou nos EUA, afetou a cultura da alimentação em todo o mundo de tal maneira, que hoje é preciso explicar o que é comida de verdade e o que são os ultraprocessados.

Na contramão desse apocalipse do bom senso surgiu a revolucionária classificação brasileira de alimentos, que categoriza os alimentos com base no nível de processamento, e não no de nutrientes. O sistema Nova de classificação de alimentos está influenciando muitas nações; ele foi desenvolvido pelo cientista brasileiro Carlos Monteiro, da Universidade de São Paulo (USP).[3]

Começar reconhecendo os alimentos do grupo 4 (e retirá-los de 90% da sua alimentação) já é uma EXCELENTE maneira de melhorar a sua saúde, pois, de fato, existe uma enorme confusão sobre o que é comida de verdade. O grupo 4 contém os vilões para a saúde: ingredientes altamente refinados cheios de aditivos industriais. Exemplos de alimentos ultraprocessados incluem... Adivinha? Molhos de tomate cheios de açúcar, biscoitos, sorvetes, cereais açucarados, bolos, barras de cereal, sopas instantâneas, molhos de salada, salgadinhos, refrigerantes, bebidas isotônicas esportivas, produtos congelados, nuggets, salsichas, pães de forma, bisnaguinha, doces, entre outros. Esses alimentos utilizam técnicas de manufatura como extrusão e pré-processamento por fritura ou cozimento e contêm substâncias como gordura vegetal hidrogenada, açúcar, amido e vários aditivos.

Para que esses alimentos sejam duráveis nas prateleiras, foi necessário sacrificar os nutrientes. Eles são pouco nutritivos, com baixos níveis de vitaminas, minerais e antioxidantes. O grupo 4 une o útil ao agradável: seus componentes são muito convenientes (portáteis, fáceis de estocar na despensa) e reduzem o número de vezes que você precisa se dar ao trabalho de sair de casa e comprar mais. Confortáveis. Se comêssemos apenas por saúde, eles não seriam um problema e deixariam de fazer parte de nossas escolhas racionais assim que entendêssemos como eles boicotam o nosso metabolismo com toda aquela bruxaria industrial.

Mas agora vem o grande problema que, para muitos, não interessa que seja escancarado: a tecnologia utilizada pela indústria não visa apenas prolongar a validade da comida. Ela também trabalha duro (e gasta milhões) para que tudo fique extremamente agradável ao paladar, a ponto de se tornar irresistível. Chamo isso de "bruxaria", pois, ao combinar altos níveis de açúcar, sal, gordura e aditivos artificiais, estimulam-se as papilas gustativas em uma intensidade que nenhum alimento natural consegue. Você acabou de entender a definição do que são alimentos hiperpalatáveis – aqueles que, no cérebro, agem em locais relacionados à motivação e ao prazer; por isso, para muitos, o consumo desses produtos hoje é problemático.

Se você acha que estou exagerando, saiba que existe muita polêmica em relação à discussão a respeito de alimentos realmente causarem dependência ou não. A verdade é que esse debate nunca vai terminar se não houver uma divisão clara do que é comida de verdade versus o que é um ultraprocessado – mas você já entendeu, não é?

Existe uma analogia imbatível para entender de vez o efeito-bruxaria único alcançado com o ultraprocessamento da indústria que pode transformar substâncias naturais, geralmente inofensivas, em produtos com efeitos negativos significativos à saúde. Vamos falar sobre a cocaína (o YouTube já me derrubou quando tentei falar dela em uma aula ao vivo!).

A folha de coca é utilizada há milhares de anos para combater efeitos da altitude por povos andinos. Em seu estado natural, mastigá-la aumenta níveis de energia, com efeitos leves, assim como alimentos *in natura*, como frutas, legumes e carnes, quando bem-temperados e preparados, nos trazem, além de nutrientes, efeitos leves de prazer.

Para a folha de coca se transformar em cocaína, são necessários inúmeros processos industriais. Depois de secas, as folhas são maceradas em algum derivado do petróleo para extrair os alcaloides, e em seguida são filtradas. Então, é necessário adicionar ácido e solvente (que depois são evaporados) para purificar as substâncias, dando origem a cristais de cocaína pura. Essa droga é resultado do ultraprocessamento da folha da coca, e seus efeitos agudos são de um aumento absolutamente intenso de euforia, excitação, comportamento impulsivo, hiperatividade e paranoia, o que justifica seu efeito de dependência e tolerância em longo prazo (sem falar nos danos cardíacos, cerebrais e respiratórios). Nada comparável ao inofensivo efeito obtido ao mastigar a folha de coca *in natura*.

Com certeza, em menor escala (daí a grande discussão entre os literais), podemos comparar esse caso com o dos alimentos. Vamos usar o milho e avaliar o impacto de seu processamento: se ele não estiver cozido e salgado, ele é impróprio para consumo humano (o processamento – cozinhar e salgar – deixa-o palatável, e isso é bom). Eu também posso comprar o milho já cozido, em conserva – no qual foram adicionados água e sal (portanto, é um alimento industrializado, processado, que pode tranquilamente fazer parte da vida moderna, facilitando o dia a dia).

Mas aí vem o que só a indústria pode fazer: um ultraprocessado de milho. Eu escolhi esse exemplo porque aquele salgadinho de milho em formato de triângulo do qual você sabe o nome é uma criptonita para o meu apetite e autocontrole (eu, pessoa física, tenho bastante dificuldade em parar, uma vez aberto o saquinho – não importa o tamanho dele). Para se transformar nesse salgadinho, o milho passa pelo que chamo de "bruxaria": depois da moagem, recebe uma mistura com água, açúcar, sal e vários aditivos flavorizantes e emulsificantes fabricados em laboratório. Depois, é frito em chips para criar uma textura crocante perfeita e quebradiça e, por fim, ganha a adição de mais temperos. E essa crocância não é perfeita à toa.

Coma bem! **107**

É calculada (por engenheiros, sério) para provocar tamanho prazer, que, ao término da primeira mordida, você já quer a próxima. E o nome desse ponto ideal de prazer é chamado *bliss point*, que deixa um produto irresistível. Crocância é um atributo que contribui significativamente para a experiência de prazer ao comer, até pelo som que o chip faz ao ser mordido (você já deve ter ouvido inúmeras propagandas explorarem esse som da mordida). Esse *bliss point* é calculado, e são gastos milhares de dólares com inúmeras versões testadas antes de o produto ser lançado nas prateleiras, chegando à fórmula mais irresistível para o seu paladar – e o meu também. Tudo é milimetricamente pensado para que, quando você perceba, tenha comido muito mais do que racionalmente gostaria, como um feitiço de uma bruxaria (muito lucrativa, por sinal).

Agora, pare e pense comigo: Quantas espigas de milho cozido você é capaz de comer até cansar? E quantas unidades dos triângulos de chips de milho você é capaz de comer até se cansar? A resposta é muito diferente. **Comida de verdade não traz potencial de abuso.** Ultraprocessados, sim. Esse foi só um exemplo (pense em morangos frescos versus torta de morango versus minhocas azedas sabor morango).

Quando fazemos essa clara divisão, entendemos que comida de verdade não tem potencial de gerar dependência, mas ultraprocessados, sim, e por isso devem ser classificados como substâncias químicas com potencial aditivo.

Estudos[4] demonstram que a combinação que parece ser mais irresistível para o cérebro (a regulação do apetite) humano são os ultraprocessados que misturam gorduras adicionadas a carboidratos refinados. Gordura doce é a combinação com maior potencial para comportamentos alimentares aditivos.

Entende como não é somente uma questão de ter força de vontade e autocontrole para não se deixar enfeitiçar pela bruxaria dos ultraprocessados? Além do *bliss point* (ponto de felicidade), a indústria alimentícia tem diversos outros truques na manga para nos deixar "ligados", como o próprio título do livro *Hooked*, de Michael Moss, que indico fortemente.[5]

Descobrir tudo isso, ao mesmo tempo que traz angústia, alivia minha culpa. Não era fraqueza minha não conseguir parar de comer até o fim do pacote daqueles chips. Quando descobri que a indústria gasta muito tempo, dinheiro e aplica inúmeros testes até chegar à combinação que vai deixar os produtos mais irresistíveis, me cobrei menos por não conseguir parar até ver o fundo da embalagem e passei a ficar mais vigilante para não me cercar desses produtos, principalmente em dias mais estressantes.

E assim chegamos à outra questão que impede a chegada a um consenso sobre a existência ou não de dependência de alimentos: a busca por uma única substância como culpada. Será que é só o açúcar? Uma lata de Coca-Cola normal (350 ml) contém cerca de 39 gramas de açúcar. Isso equivale a aproximadamente 9,75 colheres de chá de açúcar. Procure alguém que goste dessa bebida com açúcar e ofereça um copo de água com nove colheres de açúcar. Fica tão doce, que seria difícil terminar. É a COMBINAÇÃO de substâncias sintéticas e artificiais com aquele açúcar todo que faz a bruxaria de deixar o ultraprocessado irresistível.

Um estudo contundente[6] já comparou o potencial de dependência do cigarro à dependência dos ultraprocessados. Volte para o exemplo da folha de coca: podemos fazer uma relação semelhante com o tabaco. O efeito do tabaco era muito útil quando a comida era escassa; ele ajudava a saciar a fome e a manter o foco para persistirmos na busca por alimentos em momentos críticos. Por quase toda a evolução, essas substâncias eram difíceis de encontrar e obtidas em baixa concentração em sua forma natural – em outras palavras, tinham um fraco efeito de ação. Assim como não se pode atribuir o potencial aditivo do cigarro a uma só substância isoladamente (é a mistura que parece ser mais problemática e aditiva), a mesma discussão paira na busca por uma única substância culpada pelo potencial de dependência de alimentos. Com isso em mente, os autores desse estudo levantaram semelhanças incisivas entre alimentos ultraprocessados e substâncias psicoativas, que resolvi listar a seguir:[7]

- **Alterações positivas no humor**: ultraprocessados aumentam a sensação de prazer e diminuem sentimentos negativos. Por exemplo, o consumo de chocolate branco e chocolate com 38% de cacau pode resultar em uma sensação de euforia comparável à que os fumantes experienciam após receber nicotina via intravenosa. Portanto, eles de fato trazem efeitos agradáveis imediatamente após o consumo.

Comida de verdade não traz potencial de abuso. Ultraprocessados, sim.

A CIÊNCIA DO DESCONFORTO
@DRA.MAIRASOLIANI

- **Motivação para alterar o humor**: "Estou tenso, preciso de um cigarro". Melhorar o humor é um dos principais fatores que podem levar à busca pelos ultraprocessados em momentos desconfortáveis, assim como o cigarro. É a chamada síndrome do *eu mereço* explicada antes. Nesses momentos, o impulso pelo consumo não é racional; ele costuma surgir da necessidade emocional de aumentar o prazer ou reduzir sensações negativas (nada tem a ver com escolhas racionais para alcançar necessidades básicas de nutrientes ou evitar câncer de pulmão). Quando esse comportamento se torna frequente e exagerado, pode evoluir para hábitos alimentares compulsivos, especialmente quando o *eu mereço* passa a ser um hábito recorrente e problemático, assim como a dependência de cigarro.
- **Efeitos no cérebro**: os ultraprocessados induzem a liberação aumentada de dopamina no estriado, região na qual a sensação de recompensa acontece. Esse efeito é ainda mais intenso com a combinação de carboidratos refinados e gorduras. Isso acontece inclusive quando eles são administrados diretamente ao intestino, sem passar pela mastigação ou pelo efeito de olhar para um alimento atraente – o que ressalta a potente natureza psicoativa desses alimentos.
- **Redução do consumo sob o efeito de drogas antagonistas de derivados da morfina**: estudos mostram que medicamentos tradicionalmente usados para tratar dependência de drogas, ao bloquear receptores de prazer, podem também reduzir o consumo de ultraprocessados, sugerindo uma resposta cerebral similar entre essas substâncias nos sistemas de recompensa no cérebro. Ambos atuam nos sistemas de recompensa do cérebro, liberando neurotransmissores como a dopamina, que causam sensação de prazer e reforçam o desejo por repetição. Assim como a nicotina no cigarro, os ultraprocessados são formulados para aumentar a palatabilidade e gerar um ciclo perigosamente vicioso de consumo.

Percebe que esses alimentos ultraprocessados foram desenvolvidos para ser aditivos? Agora combine essas características com estratégias de marketing agressivo, espalhe esses produtos por todos os lugares, torne-os socialmente bem-aceitos como indulgências, inclusive entre crianças. Espalhe-os por toda parte, a baixo custo. Altamente acessíveis e socialmente aceitos. Pronto. Está pronta a fórmula mágica desse feitiço que pode fazer desse consumo de repetido a compulsivo.

Tal como o cigarro, que foi por muito tempo normalizado antes de suas consequências serem amplamente reconhecidas, os ultraprocessados apresentam um risco subestimado para a saúde pública. Você tem dúvida de que comer esses alimentos repetidamente e em grande quantidade não é culpa sua? Até que ponto temos livre escolha, uma vez que empresas alteram a textura e a aparência dos alimentos de modo a torná-los extremamente atraentes e impossíveis de comer um só (quimicamente falando)? Existem estratégias ardilosas de marketing para criar uma imagem positiva desses produtos, muitas vezes associando-os a sentimentos de felicidade, de status e com uma aura de saúde. Embalagens, posicionamento nos pontos de venda e tamanhos de porções são projetados para encorajar o consumo impulsivo. Colocar doces ao lado do caixa, na altura dos olhos de uma criança, ou oferecer combos de refrigerantes em tamanhos maiores por um valor relativamente baixo são alguns exemplos. Mais baratos que água mineral e comida de verdade, mais fáceis de ser encontrados (hoje os desertos de comida de verdade são comuns). Foram desenvolvidos para ser convenientes, atendem à demanda de opções rápidas e fáceis, com preços competitivos. Onde há de fato livre escolha nisso?

Você entende quão desesperançosa me sinto ao ouvir aquela velha máxima de que "comer de tudo um pouco, com moderação" é o segredo? Isso poderia até valer para comida de verdade. Mas essa frase não se aplica a um pacotinho crocante de salgado ou de doce. Não é a mesma coisa.

OK, calma, minha intenção não é deixar você apenas angustiado. Lembra, no começo do capítulo, que eu disse que, sem falar da quantidade, já conseguiríamos reduzir as calorias consumidas? Pois bem. O cientista americano Kevin Hall, ao ler a publicação do Dr. Carlos Monteiro, achou que ela era completamente absurda e resolveu testá-la em um estudo caríssimo e seríssimo para provar que não fazia o menor sentido. E adivinha?

Hall colocou vinte pessoas em uma ala metabólica rigorosamente controlada para observar o que comiam por um mês.[8] Esse é um tipo de estudo

112   A ciência do desconforto

caríssimo, pois a ala metabólica é um ambiente controlado capaz de medir, de forma precisa, o consumo de oxigênio e a produção de dióxido de carbono, permitindo calcular com precisão quantas calorias uma pessoa queima em diferentes condições. Nesse estudo, que durou trinta dias, os participantes foram divididos em dois grupos. Metade do tempo, os participantes do estudo recebiam apenas alimentos *in natura* e minimamente processados (comida de verdade), como iogurte natural, frutas e castanhas no café da manhã, ou um refogado de brócolis com carne bovina no jantar, com frutas como sobremesa. Na outra metade do tempo, consumiam exatamente a mesma quantidade de alimentos em termos de calorias, carboidratos, gordura, açúcar, sódio proteína e fibra. Só que dessa vez os componentes vinham de alimentos ultraprocessados, como peito de peru, pãezinhos, nuggets de frango, com cookies como sobremesa. Depois, invertiam-se os grupos de maneira que, ao término do mês, todos tivessem passado quinze dias em cada dieta, servindo de comparação consigo mesmos.

Os resultados mostraram que, enquanto estavam no grupo dos ultraprocessados, as pessoas comeram até quinhentas calorias a mais por dia, ganharam peso e gordura corporal (e consumiram mais carboidratos, sem consumir mais proteína). Isso resultou em ganho de peso no grupo que consumiu ultraprocessados. Enquanto estavam no grupo da comida de verdade, comiam espontaneamente menos e experienciaram perda de peso e gordura corporal.

Hall teve que dar o braço a torcer ao cientista brasileiro. O estudo destacou que, quando se trata de sinalização de apetite e busca por recompensa, as calorias não são iguais. Alimentos ultraprocessados, por sua textura, sabor e facilidade de consumo, podem levar as pessoas a comer mais, mesmo sem perceber. A diferença não estava no valor calórico das dietas em si. Uma das explicações para isso é que se come muito mais rápido e, por mordida, come-se muito mais calorias, que incluem açúcar concentrado. O resultado final é que os ultraprocessados cortam os freios naturais que nos ajudam a comer apenas o suficiente até a saciedade. Essa é uma das razões pelas quais o consumo excessivo desses alimentos pode contribuir para ganho de peso, diabetes tipo 2 e esteatose hepática.

Lembra-se do que eu disse algumas páginas atrás, afirmando que diminuir a quantidade ingerida é um processo natural no meu método? Só de reduzir agressivamente esses alimentos da sua rotina você já reduz natural-mente o seu apetite, sem intencionalmente calcular as calorias.

De acordo com a classificação do Nova,[9] esses alimentos *in natura*, se-guros para o nosso apetite e para a nossa saúde, são aqueles encontrados diretamente na natureza, incluindo partes comestíveis de plantas e animais, bem como cogumelos e algas. Esses alimentos são consumidos na forma como são encontrados na natureza: carnes, peixes, frango, ovos, frutas, sementes, folhas, raízes, leite. A comida de verdade não vicia e não causa picos de insulina, pois tem o principal, os nutrientes, e não tem açúcar adi-cionado. Basicamente, comida de verdade não tem ingredientes; a comida de verdade é o ingrediente!

Migrar da antiga pirâmide alimentar para uma abordagem como a Clas-sificação Nova é um grande avanço. No entanto, essa nova classificação também tem suas limitações. Existem dois pontos importantes a destacar.

O primeiro é que nem todos os alimentos do grupo 4 são iguais. Já ou-viu falar de *whey protein* (proteína do soro do leite), *beef jerky* (carne bovina salgada, curada e desidratada) e *egg protein* (proteína da clara de ovo)? Es-ses exemplos têm algo em comum: são proteínas concentradas que podem ser excelentes ideias, mesmo pertencendo à categoria 4. O processamento dessas proteínas parece não afetar negativamente seus efeitos metabóli-cos, nem desregular o apetite, porque o grau de processamento impacta os macronutrientes de formas diferentes. Já concentrar e processar os açú-cares e o amido multiplica seu índice e sua carga glicêmica, contribuindo para boa parte dos problemas de saúde trazidos por alimentos dessa cate-goria. Em contrapartida, concentrar proteínas não traz os mesmos efeitos negativos, tornando esses produtos opções práticas e convenientes no dia a dia. Acho relevante registrar essa informação, pois entender isso pode ajudar você a reduzir o consumo dos alimentos problemáticos que estão nessa categoria.

Vou dar um exemplo: em vez de consumir um iogurte de morango que contém vários gramas de açúcar em forma de suco concentrado de mo-rango, podemos adicionar *whey protein* sabor morango ao iogurte natural. O resultado é uma porção com 23 g a mais de proteína, mantendo o sabor de morango por meio de um aromatizante artificial, mas sem adicionar os

114   A ciência do desconforto

açúcares concentrados do suco. Assim, conseguimos o sabor desejado e aumentamos o valor proteico, sem os excessos de açúcar.

Voltando ao segundo ponto: além de não ser perfeita, a Classificação Nova também não é completa. Para quem já tem resistência à insulina, seguir apenas a orientação de eliminar ultraprocessados pode não ser suficiente para restaurar completamente a saúde. Embora eliminar esses alimentos melhore consideravelmente o bem-estar, as dietas *low carb* e cetogênica são amplamente apoiadas por estudos (da mais alta qualidade) como estratégias mais eficazes para melhorar a sensibilidade à insulina, reduzir a necessidade de medicamentos e até alcançar a remissão do diabetes tipo 2, dependendo do estágio da doença.[10] Essas dietas exigem um nível adicional de restrição, reduzindo amidos e açúcares até mesmo de alimentos naturais do grupo 1, como raízes e frutas mais doces. Reduzir o que fragiliza um metabolismo já quebrado acelera seu processo de restauração. Se você se encontra nessa situação, é aconselhável buscar orientação de profissionais especializados para implementar essas estratégias de forma segura e eficaz.

CONHEÇA MALÉVOLA E SAURON

É preciso falar sobre o açúcar. A palavra *açúcar* gera confusão, porque pode significar muita coisa.

Toda vez que você adoça um alimento com açúcar – seja refinado, cristal, de coco, demerara, de beterraba, mel, xarope de agave –, na verdade está ingerindo uma dupla de açúcares problemáticos. Gosto de chamá-la carinhosamente de Malévola e Sauron.

Malévola é uma vilã que, aprendemos no filme de 2014, embora cause grandes problemas e busque vingança, era originalmente uma fada boa que foi traída. Ela representa **a glicose**, uma vilã não tão má assim. Em quantidades normais, é uma fonte essencial de energia para o nosso corpo, sendo utilizada por todas as nossas células para nos manter vivos e ativos. No entanto, em excesso, ela se torna problemática, contribuindo para condições como obesidade e diabetes tipo 2.

Coma bem! **115**

Sauron, o Senhor das Trevas do filme *O senhor dos anéis*, corrompe e manipula toda a Terra Média. Sauron representa **a frutose,** que exerce uma influência mais insidiosa e prejudicial, tornando-a um vilão muito mais perigoso. Ela é metabolizada quase exclusivamente pelo fígado e, independentemente de resultar em ganho de peso, pode levar diretamente à resistência insulínica, tornando-se um vilão muito mais perigoso em longo prazo.

Embora a glicose e a frutose façam parte de todos os açúcares que consumimos, cada uma tem um impacto diferente no nosso corpo; em excesso, ambas podem prejudicar nossa saúde. Se a cada colherada do pó branco que você usa para adoçar uma sobremesa você está consumindo partes iguais desses vilões, por que então separá-los nessa analogia?

Porque, nas últimas décadas, a Indústria descobriu formas de concentrar a frutose para reduzir ainda mais o custo dos ultraprocessados e aumentar os lucros. E a frutose é bem mais problemática do que a glicose: além de causar danos silenciosos ao seu metabolismo, ela tem um poder adoçante superior ao da glicose, o que torna sua concentração uma operação extremamente lucrativa para a indústria.

Assim como refinamos a folha de coca em um pó branco que gerou grandes lucros, também concentramos outro pó branco. Com a evolução dos processos industriais, não só conseguimos processar o açúcar, mas também seus componentes. E descobrimos que consumir frutose concentrada é ainda mais prejudicial. Basta refinar o milho, e temos um xarope ainda mais doce e barato: o xarope de milho rico em "Sauron" – digo, frutose.

Antes de continuar, é importante lembrar que, assim como em outros casos, a dose faz o veneno. O açúcar nem sempre foi um vilão (ou dois). Nos primórdios da humanidade, o consumo de açúcar desempenhava um papel importante na sobrevivência. Encontrar alimentos ricos em açúcar, como frutas maduras e mel, proporcionava uma fonte de energia rápida que podia ser armazenada para tempos difíceis (na forma de gordura corporal). Em um ambiente no qual a insegurança e a escassez de calorias eram comuns, o açúcar era uma bênção, não uma maldição. Ele era um símbolo de sobrevivência.

No livro *The Story of the Human Body: Evolution, Health, and Disease,*[11] o professor de Harvard chamado Daniel Lieberman afirma haver motivos para preferimos sabores doces: os alimentos doces na natureza são geralmente seguros para consumo, ao contrário de muitos alimentos amargos, que podem conter substâncias tóxicas. Assim, a preferência pelo sabor doce também servia como um mecanismo de segurança alimentar, ajudando nossos ancestrais a evitar frutos tóxicos. Açúcar também era segurança.

Além disso, as frutas, quando consumidas *in natura*, não fornecem apenas calorias para sobrevivência, mas também vitaminas, minerais e fibras solúveis e insolúveis intactas que trazem inúmeros benefícios, além de flavonoides e antioxidantes.

Uma primeira forma de açúcar concentrado, ainda natural, são os sucos naturais, as bebidas adoçadas com mel ou qualquer outro néctar. O uso de açúcar em bebidas tem uma longa história que remonta à Antiguidade, com registros de Sushruta, um médico indiano que já associava o consumo de açúcares líquidos a obesidade e diabetes (perto de 300-550 d.C.).

Na Europa dos séculos XVI e XVII, o açúcar começou a ser adicionado a bebidas como vinho, chá, café e cacau, aumentando sua popularidade. No século XIX, a introdução de bebidas carbonatadas, como limonada, *ginger ale* e *root beer* (refrigerantes populares nos Estados Unidos), culminou na criação da Coca-Cola, em 1886, marcando o início da era moderna das bebidas açucaradas. Passamos de consumir 15 a 20 gramas de frutose por dia nessa época para 55 gramas ao dia na segunda metade do século XX, quando houve um aumento significativo no consumo de refrigerantes e outras bebidas açucaradas, cujo ápice se deu nos anos 2000 nos Estados Unidos.

Mas aqui já entendemos que os refrigerantes são ultraprocessados e grandes vilões, por isso devemos evitá-los. Outras fontes de frutose líquida a mencionar são isotônicos, leites com achocolatados, bebidas de soja, milk-shakes, sucos de caixinha e sucos naturais integrais e orgânicos. Isso mesmo, precisamos falar dos sucos naturais. Mesmo sendo comida de verdade, há uma crença comum (e equivocada) de que um copo de suco natural espremido na hora seja uma ótima forma de consumir frutas. Desculpe furar a sua bolha novamente, mas na verdade você deveria me agradecer: é preciso tomar cuidado com **como** você consome suas frutas. O poder do Sauron se intensifica com a velocidade de entrega da frutose – além de,

Coma bem! **117**

obviamente, a quantidade. Para fazer um copo de suco de laranja fresco, precisamos de três ou quatro laranjas, o que é muito mais do que normalmente consumiríamos se comêssemos a fruta inteira. Um copo de suco de laranja fresco contém uma grande quantidade de frutose, que é absorvida muito rapidamente. Sucos são frutose concentrada.

O consumo de suco de frutas 100% natural apresenta um risco maior para obesidade e síndrome metabólica em comparação com o consumo de frutas *in natura*, inteiras, sem suas fibras destruídas.[12] O que você entrega para o corpo ao beber a frutose concentrada da laranja é frutose como a do refrigerante. Nosso corpo não consegue distinguir se tomamos um suco de laranja ou uma Coca-Cola. Sauron é Sauron nas duas bebidas. Isso se deve principalmente à alta concentração de frutose, à rápida absorção de açúcares e à falta de fibras no suco de frutas. As fibras inteiras (e não as destruídas pelo seu liquidificador) servem como um freio para a digestão acontecer mais devagar. Aí a entrega da frutose também se dá de maneira mais lenta.[13] O intestino age como um escudo contra Sauron, pois uma parte dessa frutose ele consegue metabolizar (4 a 5 g de frutose aproximadamente). E, em dose baixa, mastigando devagar, seu fígado é poupado de sobrecarga.

Uma vez ultrapassada a dose tolerada pelo intestino, a frutose é metabolizada no fígado, onde é convertida em gordura. O mais grave é que isso acontece de forma ILIMITADA. Mais frutose, mais gordura. E essa gordura precisa ser armazenada, por isso começa a se acumular até em locais onde não deveria, como o próprio fígado. O acúmulo de gordura hepática traz consequências semelhantes às do efeito do álcool (daí a cirrose ser possível em pacientes sem vírus da hepatite e que não bebem álcool). Mas, mais do que isso, essa gordura no fígado contribui diretamente para o desenvolvimento da resistência à insulina.

Para você ter uma ideia, bastaram duas semanas consumindo seis a sete latas de 330 ml de refrigerante por dia para 25% dos participantes de um estudo desenvolverem síndrome metabólica.[14] Consumir 200 g de frutose líquida por dia provocou aumento de pressão arterial, aumento dos níveis de triglicerídeos e piora da resistência insulínica. Começa a fazer sentido o apelido "Sauron"?

Sauron é ardiloso. Para dominar toda a Terra Média, não basta danificar o fígado. Você já reparou que, independentemente de quanto comeu na refeição, sempre sobra espaço para a sobremesa? Isso acontece porque a frutose é praticamente invisível para a sua sinalização de saciedade. A frutose não estimula a produção de insulina nem afeta os níveis de grelina (hormônio da fome) como a glicose, o que pode levar a menor controle do apetite e maior consumo de calorias. E ainda pior é o fato de que a frutose serve como um boicote às engrenagens das mitocôndrias, que, em vez de fabricarem energia, desviam seu trabalho para acumular gordura.

Como se tudo isso não fosse o bastante, a frutose ainda incentiva o comportamento de busca por alimentos (*foraging*, em inglês). Esse termo refere-se ao impulso natural de procurar e consumir alimentos, geralmente associado a uma sensação de necessidade e urgência em encontrar comida. Diferentemente da glicose, que promove maior sensação de saciedade, a frutose estimula esse comportamento, levando a um maior desejo de continuar comendo.[15]

O Dr. Robert Lustig, endocrinologista pediátrico, compara os efeitos de abuso do álcool aos efeitos do abuso da frutose[16] e demonstra como o consumo problemático de ambos pode provocar bioquimicamente os mesmos problemas, além do risco de síndrome metabólica, resistência à insulina, hipertensão, doenças hepáticas, obesidade e danos diretos ao fígado – o órgão-chave para administrar tanto o álcool quanto o Sauron. Esses danos em comum são a esteatose hepática, podendo evoluir para cirrose hepática e até câncer de fígado.[17] Por isso, o consumo excessivo de frutose deve ser tratado com a mesma seriedade que o abuso de álcool, sugerindo uma mudança de paradigma na maneira como lidamos com o consumo desse açúcar.

Concentrar açúcar não é uma boa ideia. A dose faz o veneno. Ao falar de frutas, preste atenção na quantidade e na concentração. Você por acaso come um cacho inteiro de bananas? E um pacote de bananinhas desidratadas? Consumir a fruta inteira resulta em maior sensação de saciedade. Frutas desidratadas não são a mesma coisa. Consumir 60 g de uvas-passas provoca na sua corrente sanguínea o equivalente ao efeito de consumir mais de dez colheres de chá de açúcar (colher de 4 g). Frutas desidratadas, geleias e compotas seguem esse mesmo raciocínio. Açúcar concentrado. Portanto, lembre-se sempre: frutas são feitas para serem mastigadas. E prefira comer *in natura* em vez das versões desidratadas, secas ou em geleias.

Apesar disso tudo, a maior fonte de Sauron da dieta moderna não vem das frutas frescas *in natura* que mastigamos. Também não vem do mel. A própria natureza limitava a oferta dessas sobremesas naturais com as diferentes estações do ano. Hoje, estamos cercados por frutas maravilhosas, gigantes, muito mais doces e que estão disponíveis no hortifruti o ano todo. Se, no passado, consumir todo o açúcar que estivesse disponível foi vantagem para sobrevivência, hoje não é mais assim. Então, não: frutas, apesar de naturais, não devem ser consumidas à vontade. Enxergue-as como sobremesas naturais, valorize-as, mastigue-as devagar. E, a partir de hoje, opte por comer a fruta fresca. Se estiver com sede, beba água, não suco.

Então devemos voltar a viver como nossos ancestrais, Maíra? Voltar para a selva? Eu não acho. Mas é engraçado que isso já foi testado em aborígenes australianos diabéticos.[18] Uma pesquisa conduzida por Kerin O'Dea investigou os efeitos da retomada temporária ao estilo de vida tradicional. Dez aborígenes diabéticos de meia-idade e acima do peso da comunidade Mowanjum participaram do estudo. Durante sete semanas, viveram como caçadores-coletores – a ingestão alimentar foi rastreada e era pouca. Eles foram capazes de caçar e coletar em média 1.200 kcal/dia, e a dieta era rica em proteínas e baixa em gordura. Todos os participantes perderam em média 8 kg e os resultados indicaram uma melhora impressionante na forma como o corpo processava carboidratos e gorduras. Houve uma queda importante (43%) nos níveis de açúcar no sangue em jejum e uma melhor capacidade de lidar com o açúcar após as refeições. Os níveis de insulina diminuíram 48%, e a resposta do corpo à insulina melhorou. Além disso, houve uma redução de 70% nos triglicerídeos. Em resumo, a saúde metabólica dessas pessoas foi incrivelmente melhorada.

Mas, para todas as outras pessoas que, como eu, não pretendem renunciar a todos os confortos da vida moderna, conhecer as cinco rédeas e lançar mão de estratégias inteligentes na hora de fazer a escolha certa são melhores opções. É assim que passaremos para a terceira rédea, o *como*.

Se, no passado, consumir todo o açúcar que estivesse disponível foi vantagem para sobrevivência, hoje não é mais assim.

A CIÊNCIA DO DESCONFORTO
@DRA.MAIRASOLIANI

A ORDEM DOS FATORES ALTERA O RESULTADO

Você sabia que a sequência da ingestão de diferentes tipos de alimentos pode influenciar significativamente o nosso metabolismo? Existe uma ordem ótima para seguir quando queremos minimizar os picos de glicose e de insulina. Respeitar essa sequência específica pode afetar positivamente nossa saciedade e até melhorar nosso controle glicêmico (essa rédea é especificamente útil para quem, no Capítulo 5, já se percebeu resistente à insulina).

O *como* comer tem a ver com a ordem da ingestão dos alimentos que consumimos.

Na primeira vez em que assisti a uma aula sobre o assunto, estava em um congresso em Denver, Colorado. Fiquei muito intrigada e, desde então, tenho acompanhado estudos que confirmam essa teoria, aplicando-a na prática. Um dia, meu marido pediu que eu fizesse um macarrão à carbonara para um almoço de feriado. Logo pensei: *Não vou fazer só carbonara, senão vou acabar abusando na quantidade.* Em situações como essas, quando a massa e o açúcar estão planejados para acontecer, é que você deve utilizar essa rédea com mais convicção.

Começar pela massa parece ser uma péssima ideia, uma vez que os carboidratos refinados, como o trigo, fazem o maior pico de glicose quando ingeridos como primeira opção. Esses números são relevantes, pois picos elevados de glicose e insulina podem levar a variações de humor, aumentar a sensação de fome e o apetite. Deixar os carboidratos por último pode ajudar a manter o hormônio da fome (a grelina), e a fome, mais baixos por mais tempo.[19] Picos elevados podem também causar ansiedade, fadiga e até névoa mental, prejudicando a memória e o raciocínio. Assim, a ordem da ingestão pode ajudar também aqueles que desejam emagrecer ou que sofrem de fome constante e dificuldade de concentração.

Muitos estudos demonstram que deixar os carboidratos por último resulta em uma redução significativa tanto nos picos de glicose (19%) quanto nos de insulina (48%) em comparação com consumir carboidratos no início da refeição.[20]

Por exemplo, um estudo constatou que, deixando os carboidratos em último lugar,[21] depois de os participantes já terem comido vegetais e proteínas, os níveis de açúcar no sangue uma hora após a refeição foram 36,7% menores. Duas horas depois, a medida geral de aumento do açúcar no sangue foi 73% menor. Em resumo, comer carboidratos por último ajudou a reduzir a altura dos picos de açúcar pós-refeição.

Ao menos na alimentação, a ordem dos fatores altera, sim, o resultado.

Então, coloquei o que estudo em prática. Preparei uma salada bem simples: fiz lascas de abobrinha com um descascador, temperei com bastante limão e vinagre, adicionei sal, tomates pequenos e azeite de oliva extravirgem, finalizando com presunto cru. Só depois da salada voltei para a cozinha e preparei a massa.

Dar um jeito de sempre começar com uma porção de salada funciona porque, quando começamos pelas fibras, retardamos a ação da enzima alfa-amilase na saliva e reduzimos o tempo de esvaziamento gástrico. Assim, o estômago libera o alimento mais lentamente para o intestino delgado. Lá, as fibras formam uma espécie de bolsa gelatinosa que dificulta a liberação rápida de glicose para a corrente sanguínea – exatamente o que ocorre ao mastigar a laranja com o bagaço em vez de beber o suco da fruta, que tem as fibras destruídas. (Com os ultraprocessados e as bebidas com açúcar, acontece o contrário: como não há freio pela ausência das fibras intactas, não há saciedade duradoura). Seguido de fibras não destruídas, qualquer amido ou açúcar que você consuma terá um impacto num pico muito menor.

As proteínas e gorduras que vêm a seguir também ajudam a lentificar ainda mais a digestão. O sequenciamento de refeições, ou seja, o consumo de proteína e/ou gordura antes do carboidrato, promove a secreção de um hormônio intestinal (o GLP-1, que todos conhecem hoje em sua versão "caneta", com o nome comercial de Ozempic). O GLP-1 é um hormônio conhecido por reduzir o apetite ao atuar no cérebro, por meio do nervo vago. Você pode ajudar o seu intestino a secretar esse hormônio de uma maneira mais barata que as canetas se seguir essa ordem de ingestão dos alimentos, porque vai melhorar as secreções de insulina e glucagon, além de atrasar a digestão, beneficiando a excursão da glicose pós-prandial.[22]

Resultado do meu almoço? Não repeti o macarrão, o que certamente teria acontecido umas três vezes se não tivesse feito a salada. Sempre que ponho essa sequência em prática, percebo a diferença. Mas essa ordem pode irritar profundamente um chef de cozinha ou um dono de restaurante, por motivos diferentes. Não aceitando o couvert e escolhendo uma salada, você pode comer menos. Isso é bom para o seu bolso e para a sua saúde metabólica – não para o restaurante.

Basta praticar incansavelmente até que fique natural, por isso vou recapitular a ordem correta para organizar seu prato pensando em beneficiar o seu apetite, não o restaurante, ok? Comece sempre pelas *fibras*. Em seguida, consuma *proteínas* e *gorduras* e deixe os *carboidratos* por último.

- **Fibras:** comece com uma salada de folhas verdes, como espinafre, mostarda, alface, rúcula. Vale brócolis, repolho e agrião, couve-flor, couve-de-bruxelas, beringela, abobrinha etc. Os vegetais não ricos em amido ajudam a atrasar a absorção de glicose. Se puder temperar com limão ou vinagre de maçã,[23] isso também pode ajudar a reduzir os picos.[24]

- **Proteínas e gorduras:** em seguida, vá para essa categoria, comendo carnes, peixes, frango, ovos, frutos do mar ou proteínas em pó (veganas, whey protein, colágeno, beef protein), preparados com gorduras, como azeite extravirgem, manteiga, banha, óleo de coco, óleo de abacate, acompanhados de azeitonas, castanhas (caju, Pará, macadâmia, pistache etc.), sementes (chia, girassol), abacate, leite de coco, leites, iogurtes, queijos, creme de leite, cottage e outros derivados. Tudo isso retarda o esvaziamento gástrico, estimula os hormônios intestinais da saciedade e ajuda a reduzir o pico glicêmico após as refeições.

- **Carboidratos:** deixe essa porção por último. Exemplos: arroz integral, quinoa, cuscuz, trigo, trigo integral, maisena, aveia, milho, granola, tapioca, raízes/tubérculos (mandioca, batata, batata-doce, cará, inhame), feijão, lentilha, frutas e sobremesas com açúcar.

É claro que, melhor do que os deixar por último, seria não comer esses carboidratos. Mas deixo anotado aqui que o plano perfeito não existe. Proibir não é uma solução, pois causa o efeito do "fruto proibido". Por outro lado, normalizar o consumo como inofensivo e permitir que esse tipo de alimento seja a maior parte da sua alimentação definitivamente não vai tirar você da estatística. Por isso, sempre que for comer refeições com alimentos ricos em carboidratos, amido ou açúcar, é interessante aproveitar essa estratégia.

Comida não pode ser inimiga. Precisamos da comida para nos nutrir. Quando prestamos atenção ao tipo de comida que escolhemos comer e reservamos um momento adequado para comer com propósito e atenção, sentimos melhor os sabores, aproveitamos melhor a experiência e desenvolvemos uma melhor relação com a comida. Portanto, ainda como parte dessa última rédea, considero a atenção plena ao momento das refeições uma orientação indispensável.

1. **Reserve um período para comer**. Em pé, no carro, durante reuniões, trabalhando na frente do computador ou falando ao telefone não são bons momentos para fazer suas refeições. Finalize essas tarefas primeiro e escolha um momento mais adequado para comer. Comer sem atenção é uma péssima maneira de comer, e induz a comer mais e a escolher pior, sem se dar conta do que fez. Isso vale também para comer com a televisão ligada, ou rolando vídeos pelo celular.

2. **Sente-se**. Coma sentado à mesa, sem outras distrações.

3. **Separe bem os talheres, arrume a mesa para você**. Essa é uma forma de autocuidado.

4. **Olhe para o prato antes de começar a comer**. Se possível, adquira o hábito de apreciar o que está lá e seja grato por poder comer esse alimento. Pergunte-se: *O que coloquei aqui é o suficiente para me levar até a próxima refeição, sem precisar de lanchinhos?* Você precisa prestar atenção para aprender e entender as quantidades que são suficientes para a sua saciedade.

5. **Mastigue prestando atenção nos sabores**. Engolir os alimentos sem mastigar não dá tempo para sentir os sabores, nem para que seu cérebro processe e envie sinais de saciedade. Isso também prejudica a digestão e reduz seu aproveitamento de nutrientes. Não leva muito tempo. Basta aprender a diminuir as distrações para estar presente.

Mas qual a melhor dieta para mim? Onde está a lista de alimentos permitidos? E as quantidades? Não existe uma dieta que sirva para todos. Qualquer tentativa de lhe passar uma dieta específica seria leviana. Não faz muito sentido, por exemplo, passar uma dieta mediterrânea para um brasileiro. (Seguir uma dieta mediterrânea faz sentido para – adivinha? – quem mora no Mediterrâneo, ou seja, pessoas com fácil acesso a azeite, azeitona, peixes frescos.) Saber com clareza o que você não deve comer e saber reconhecer o que é comida de verdade é um começo muito mais eficiente do que pensar em uma dieta específica. Isso você aprendeu bem aqui, ao ler três primeiras rédeas. Agora está mais do que pronto para as duas últimas.

Assim como essas estratégias que você conheceu neste capítulo refinam a arte de melhorar a qualidade da sua alimentação, há ainda muitas outras. No curso **7 passos para transformar sua alimentação**, trato disso de maneira mais aprofundada. Deixo aqui um cupom para os meus leitores: **7PASSOSCDD**. Caso tenha interesse em saber mais, acesse o link por este QR Code:

https://dra.mairasoliani.com.br/qrcode-livro-cdd

Capítulo 7
JEJUE BEM!

Você realmente precisa de tantos lanches?

Para prolongar a sua vida, reduza as refeições.

BENJAMIN FRANKLIN[1]

Quantas vezes você come ao dia? A resposta costuma ser duas ou três vezes. É comum desconsiderarmos um punhado de castanhas aqui, um café com açúcar ali. Umas balinhas ou um suco acolá. Mas não se engane. Sempre que você coloca novas calorias entre as refeições, consideramos que também seja uma refeição. Então, se você comer novamente quinze minutos depois do término da refeição, conte esse "belisco" como mais uma refeição. Percebe como podemos facilmente afirmar que é normal comer cinco ou seis vezes ao dia?

Essa cultura de lanchinhos foi tão bem incorporada à nossa vida, que hoje ninguém mais se lembra de que não foi sempre assim. Estima-se que a inclusão dos lanches em nossa rotina tenha ocorrido entre as décadas de 1980 e 1990.[2] Um estudo com mais de 60 mil norte-americanos[3] analisou as mudanças nos hábitos alimentares entre crianças e adultos ao longo de trinta anos. Na década de 1970, a frequência mais comum era comer três vezes por dia; em 2006, esse número subiu para cerca de cinco vezes por dia.

Além disso, o intervalo médio de tempo entre essas refeições/lanches diminuiu. Se, na década de 1970, crianças e adultos esperavam cerca de 4,5 horas entre uma alimentação e outra, esse intervalo caiu para mais ou menos três horas em 2003-2006. E a tendência é que a cada década esse intervalo fique menor.

No Brasil, um estudo[4] analisou os hábitos de consumo de lanches. Descobriu-se que cerca de 74% dos brasileiros comem lanches todos os dias, com uma média de 1,6 lanches por dia. Realmente é tudo muito confortável! Como são muito mais fáceis de ser consumidos, basta desembrulhá-los e conseguimos comê-los em pé ou no carro, sem nos preocuparmos

128

se estarão estragados por estarem fora da geladeira. Desde que surgiram, eles vêm se tornando a maior fonte de calorias de nossa dieta. Fica fácil com fast-food e bebidas açucaradas: entre os entrevistados que comiam três vezes ou mais ao dia, os lanches chegam a ocupar elevados 35,5% da ingestão total de calorias no dia todo. Nesse mesmo estudo, os lanches mais populares, tirando as frutas, eram justamente café e chá adoçados, doces/sobremesas, bebidas açucaradas e salgados fritos ou assados.

A esta altura, com tudo o que vimos aqui, você já deve ter percebido quais problemas surgem com esse comportamento alimentar. Sacrificamos o Q de qualidade pela praticidade. Com isso, além de abrirmos mão do que é nutritivo, sacrificamos também a primeira rédea, de quantidade de calorias. Uma vez que esses alimentos portáteis desregulam o nosso apetite, nos deixando sempre famintos e ansiosos pela próxima "dose", a consequência lógica é o aumento de nossa frequência alimentar.

Vamos nos aprofundar no terceiro Q, o de *quantas vezes* comemos, abordando as consequências de termos afrouxado essa importante rédea alimentar.

Outro problema que surge ao comermos alimentos de baixa qualidade e em alta frequência é não dar descanso para o nosso sistema digestivo e nem para o nosso metabolismo. Obrigamos o pâncreas a trabalhar o tempo todo, liberando insulina várias vezes ao dia para lidar com todo o açúcar. E acaba sobrando tanta energia, que, você já sabe, será estocada em forma de gordura e acarretará uma série de problemas de saúde.

Se nada for feito, é uma questão de tempo até que esse excesso de produtos pobres em nutrientes e ricos em calorias, sendo consumido várias vezes ao dia, sem pausas, provoque uma verdadeira bagunça metabólica. Um prato cheio para a jiboia entrar em ação. Tudo em nome do conforto.

COMO PASSAMOS DE COMER UMA VEZ AO DIA A COMER O DIA INTEIRO?

Atualmente, o padrão de três refeições diárias, complementadas por lanches, pode parecer a norma, mas é uma prática atípica do ponto de vista evolutivo. É um hábito surpreendentemente recente na história.

Ao longo dos séculos, os padrões alimentares variaram de modo significativo. Os antigos romanos, por exemplo, costumavam fazer apenas uma refeição substancial por dia, em geral por volta das 16h, conhecida como *coena*. Para eles, consumir mais de uma refeição por dia era considerado pouco saudável, embora também consumissem pequenos lanches pela manhã (*ientáculo*) e ao meio-dia (*prandium*), com refeições rápidas e leves.[5]

Influências culturais e religiosas também moldaram esses padrões. Durante a Idade Média, as regras monásticas desempenharam um papel relevante no comportamento alimentar das pessoas. O termo em inglês *breakfast* reflete essa influência, significando literalmente "quebrar o jejum noturno", uma prática comum após períodos dedicados à oração ou meditação. Curiosamente, o termo italiano para café da manhã, *colazione*, deriva do latim *collationes*, em uma referência às leituras religiosas que acompanhavam as refeições dos monges, que comiam em silêncio enquanto um deles lia textos sagrados em voz alta.[6]

A Revolução Industrial trouxe mudanças nos hábitos alimentares. O café da manhã ganhou importância como uma refeição essencial antes de um longo dia de trabalho. Paralelamente, o jantar começou a ser consumido mais tarde, facilitado pelo advento da iluminação artificial, que permitia às pessoas comerem antes do amanhecer e após o anoitecer.[7]

No início, citei que passamos praticamente o dia inteiro comendo, e não foi exagero. Um estudo[8] nos EUA realizado pelo Instituto Salk avaliou por meio de aplicativos que, em média, o período em estado alimentado seja de quase quinze horas por dia.

O conselho de lanchar tornou-se um mantra de saúde, em parte baseado na crença de que comer com frequência acelera o metabolismo e faz o corpo queimar mais calorias. Pesquisas mais recentes sugerem que esse foi um péssimo conselho, baseado em estudos de péssima qualidade da época. Um estudo[9] de 2017 que acompanhou mais de 50 mil membros das Igrejas Adventistas do Sétimo Dia nos EUA e Canadá descobriu que pessoas que comiam três ou mais vezes por dia ganhavam mais peso por ano (medido pela mudança em seu corpo quanto ao índice de massa ao longo do tempo) do que aqueles que limitaram sua alimentação a uma ou duas refeições por dia.

De fato, passar quase o dia todo no estado alimentado, com a maior parte das calorias sendo consumida no período noturno, não é um padrão saudável, apesar de ser comum. A nossa biologia não foi preparada para viver o tempo todo sinalizando o estado alimentado. As pausas digestivas entre as refeições nos foram extirpadas em nome do conforto, porém você consegue visualizar a anarquia alimentar que a vida moderna instaurou? Só de reduzir esse período de quinze horas no estado alimentado para dez horas, sem nem começar a mudar a qualidade da dieta, já torna possível colher benefícios.[10] E é aí que entra a cronobiologia.

O *QUANDO* DA INGESTÃO DE ALIMENTOS IMPORTA

Imagine o nosso corpo como o famoso cruzamento de Shibuya, em Tóquio, onde na hora do rush chegam a passar 2,5 mil pessoas a cada dois minutos – lá, a sincronização dos faróis é essencial para evitar o caos. Existe hora para tudo. De maneira similar, nosso metabolismo também depende da sincronização de diversos processos complexos que precisam acontecer em um contexto.

Isso é a cronobiologia, área da biologia que analisa como os seres vivos se adaptam aos ciclos naturais da Terra, como o dia e a noite, e de que forma isso afeta as funções do corpo. É dentro dessa área que temos um dos principais ciclos estudados: ritmos circadianos. Esse é o relógio interno do corpo; ele dura 24 horas e controla várias funções importantes, como o sono, a fome, a liberação de hormônios e como o corpo transforma o alimento em energia. Esse ciclo é essencial para manter nosso corpo funcionando bem. Viver na contramão dele nos arrasta em direção às doenças crônicas. Um relógio dessincronizado é a mãe de um metabolismo quebrado;[11] para consertar esse relógio interno, precisamos entender como o ritmo circadiano afeta nossas funções diárias, em especial o sono (assunto sobre o qual vamos tratar no capítulo seguinte) e a alimentação.

Então, além da luz, o horário em que nos alimentamos também influencia nosso organismo? Isso mesmo. Se você fizer dois pratos idênticos de comida e consumir em horários diferentes do dia, terá um pico de glicose maior à noite. A regulação da glicose e nossa sensibilidade à insulina pioram à noite, e temos inúmeros estudos que demonstram essa afirmação.[12] Aos que fazem refeições tarde da noite, é importante avisar: trata-se de um hábito que pode contribuir para inúmeras disfunções metabólicas.

Além disso, uma metanálise[13] de nove estudos em humanos investigou os impactos de fazer a maior refeição do dia cedo versus tarde, observando se haveria ganho de peso e alterações nos marcadores laboratoriais de saúde metabólica (aqueles do Capítulo 5). Mais uma vez, o que sua avó já dizia se confirmou: comer menos calorias à noite é melhor para o emagrecimento.

Descobertas mais recentes[14] apontam que os horários em que comemos influenciam de maneira ainda mais específica o funcionamento dos relógios de órgãos-chave para o funcionamento ótimo do metabolismo (no caso, o fígado, os músculos e os adipócitos – as nossas células que estocam gordura).

Por fim, comer tarde pode, de fato, contribuir para o ganho de peso, e um estudo meticulosamente bem-desenhado colocou à prova essa afirmação.[15] Os participantes comiam três refeições por dia e foram divididos em dois grupos: os que comiam cedo e os que comiam tarde. Quem comia cedo terminava de jantar nove horas depois do horário em que acordava. Quem jantava tarde se alimentava treze horas após o despertar. A fome e o apetite foram avaliados em vários momentos ao longo dos dias de estudo. Vamos aos resultados:

Ao comer tarde, a sensação de fome foi maior (em comparação com quem comia mais cedo, a sensação chegou até a dobrar!). Comer tarde também duplicou os níveis de grelina (hormônio da fome), aumentou o apetite no dia seguinte e reduziu a temperatura corporal, indicando um metabolismo mais lento (o que significa queimar menos calorias ao longo do dia!). Comer tarde altera processos dentro das nossas células de gordura (adipócitos), facilitando a entrada de gordura e dificultando a quebra da gordura armazenada. Perceba: são vários mecanismos diferentes acontecendo ao mesmo tempo para favorecer o ganho de peso.

A esta altura, já deve ter ficado clara a importância do Q de *quando* comemos. É o momento de descobrirmos o melhor horário para nos alimentarmos.

QUANDO COMER, ENTÃO?

Ao que tudo indica, seus bisavós estavam certos. O que mudou é que agora temos estudos caros e bem-desenhados confirmando a ideia de que comer tarde é um hábito ruim. Comparando os períodos lado a lado, vemos que, quanto mais cedo encerramos a janela de alimentação, ou seja, damos a última garfada do dia, melhor.

Em um estudo que durou cinco semanas e testou o efeito de um jejum de dezesseis horas, encerrar a janela cedo apresentou inúmeros benefícios em relação aos que encerraram às 20h. Em relação ao que encerrou a janela tarde, houve melhora da sensibilidade à insulina, da glicemia de jejum, além de redução de gordura corporal, dos marcadores de inflamação e até aumento na diversidade da microbiota intestinal.[16]

O jejum intermitente de fato melhora a saúde metabólica e reduz risco de doenças cardiovasculares; no entanto, não se sabe se esses efeitos se devem somente à perda de peso. O que acontece se os participantes forem impedidos de emagrecer? Foi justamente o que esse estudo fascinante[17] testou em homens pré-diabéticos que não podiam emagrecer. Eles mantiveram o peso enquanto seguiam dois protocolos diferentes de alimentação: um em que se alimentavam em um período de doze horas (janela de alimentação de doze horas), e outro em que faziam sua janela de alimentação com um tempo mais curto, de apenas seis horas. Aqui, o *quando* foi precoce, com a última refeição antes das 15h. Porém, algo surpreendeu os pesquisadores: o que eles esperavam ser o maior desafio do estudo – lidar com a fome noturna por terem de parar de comer tão cedo – acabou sendo um ponto positivo. Na verdade, os participantes relataram que a maior dificuldade no estudo foi conseguir consumir toda a comida que lhes foi imposta, pois o protocolo reduziu drasticamente o apetite noturno.

Além da diminuição do desejo de comer à noite, encerrar a janela bem cedo trouxe melhorias significativas na sensibilidade à insulina, na função das células beta do pâncreas (que produzem insulina) e na melhora da pressão arterial. Isso sugere que os benefícios do jejum intermitente vão além da simples perda de peso, podendo ter um impacto direto e positivo na saúde metabólica. Mas esses benefícios são observados mais proeminentemente encerrando a última garfada o mais cedo possível.

Do ponto de vista da ciência, não há dúvida de que adotar o hábito ancestral de nos alimentarmos entre o nascer e o pôr do sol é excelente por vários motivos. Assim, nos esforçarmos para antecipar o jantar em três horas antes do horário de deitar-se, o que é um investimento excelente para a saúde. Mas vamos ser sinceros: a vida não é um estudo. E, na vida moderna, o que é mais fácil costuma ser o contrário do que é melhor para nossa saúde. De fato, meus pacientes que apresentam resultados mais drásticos são os que conseguem eliminar o jantar ou antecipar em muitas horas a última refeição. Mas, diferentemente dos participantes do estudo, não recebemos refeições pré-preparadas e pré-porcionadas. Na vida real, o *quando* comemos é fortemente influenciado por forças externas.

As pessoas têm atividades sociais no período da tarde e da noite que, em geral, envolvem calorias. Ninguém sai para beber uma água com gás e limão, certo? Isso significa que você tem outras regras para enfrentar. O médico pode até orientar: "Tome um café da manhã mais farto". Mas aí a pessoa atraente no bar pode dizer: "Vamos tomar mais um drink". Ou a mãe pode dizer: "Eu fiz um bolo para você". Ou seu chefe pode dizer: "Bom trabalho, vou levar você para almoçar". E a pessoa atraente, a mãe e seu chefe vencem facilmente. Então, no fim das contas, você acaba comendo muito mais do que planejou, e justo na refeição que menos fazia questão. Você pode tomar um grande café da manhã e ter todas as intenções de almoçar e jantar menos. Mas, entre acordar e se deitar, a vida acontece.

Vou repetir a postura que adotei no capítulo anterior. Não vou tirar uma dieta da cartola que sirva para todos. Seria de uma tremenda irresponsabilidade recomendar um único padrão possível para alimentação. Escolher uma janela para se alimentar realmente depende de muitos fatores. É impossível padronizar. Mas acho bastante importante delimitar o ótimo (encaixar sua alimentação em algum momento entre o nascer e o pôr do sol) para que se possa entender quão distante disso está a sua realidade. Não adianta eu dizer para um paciente meu que jejue à noite quando essa é a única refeição com qualidade que ele pode fazer com calma ao redor da mesa, em família, com comida de verdade. Nesse caso, a melhor estratégia seria otimizar, para que o jantar aconteça o mais cedo possível – às 19h em vez de 22h, por exemplo. E os ganhos já aparecem: melhora das queixas de refluxo, melhora da profundidade do sono e melhora até na redução natural do apetite.

As tradições alimentares são profundamente enraizadas. Refeições são momentos centrais em eventos sociais e familiares, e qualquer tentativa de alterar esses padrões pode ser recebida com resistência. E, pela minha experiência, a prática não se sustentará por muito tempo, a menos que o paciente (e seus familiares) promova um diálogo sobre esse assunto e perceba claramente o que está em jogo e as vantagens da mudança. Nos dias modernos, buscar outras maneiras de passar tempo de qualidade com a família que não se resumam a apenas estar em volta da mesa é uma mudança desconfortável, mas que todos deveriam estar aptos a abraçar. Seus momentos de lazer e de família não podem todos envolver comida, sobretudo se seus horários são bagunçados e podem acabar influenciando horários de outras pessoas também.

JEJUM, UM ANTÍDOTO PARA OS HÁBITOS MODERNOS?

O termo "jejum" é um guarda-chuva que engloba muitos padrões diferentes em um mesmo nome. Basicamente, o período de jejum é uma abstinência voluntária de alguns ou todos os alimentos (ou alimentos e bebidas), podendo ser feito com metas diferentes – prevenção de doenças, tratamento de doenças, fins religiosos (adotado milenarmente em todas as grandes religiões) e objetivos culturais.[18][19]

Nos últimos anos, houve um aumento repentino na popularidade do jejum intermitente entre o público geral, especialmente como uma estratégia para emagrecimento. Essa popularidade se deve, em parte, à sua acessibilidade em comparação a medicamentos como o Mounjaro e Ozempic. Essas canetas são análogas aos hormônios intestinais, GIP e/ou GLP-1, e têm se

Jejue bem! **135**

mostrado eficazes, apesar dos custos elevados e de não serem isentas de efeitos colaterais. Por outro lado, o jejum intermitente é uma abordagem natural, com benefícios metabólicos comprovados, tornando-se uma alternativa com melhor custo-benefício e mais sustentável. Existem metanálises de estudos em humanos que confirmam que o jejum pode produzir efeitos clinicamente significativos na perda de peso (perda >5% do peso inicial).[20] Em termos de resultado, ele é de fato uma alternativa equivalente às dietas de restrição calórica (ou seja, uma opção a mais para ser oferecida aos pacientes). Boa parte de sua popularidade se dá pela simplicidade: por não ser uma dieta, é possível encaixar-se em um padrão de horários, sem precisar contar calorias.

Nos últimos vinte anos, houve um aumento significativo nas publicações científicas sobre diversos tipos de jejum, e esse grande interesse se dá pelas inúmeras possibilidades de seu uso para além do emagrecimento. A prova disso é que um dos jornais mais prestigiados do mundo científico, o *New England Journal of Medicine*, encomendou um artigo de revisão sobre os benefícios do jejum por autores renomados do campo, tamanho o interesse pelo assunto.[21]

O jejum é um estresse, um desconforto. A ausência de calorias provenientes de alimentos é um aviso poderoso de que o maquinário precisa mudar suas engrenagens e se adaptar para continuar funcionando e sobrevivendo. Na ausência da energia dos alimentos, o nosso maquinário inteligente de sobrevivência une o útil ao necessário. O que não está funcionando bem passa a ser reparado, e o que não serve mais passa a ser utilizado, reciclado, como combustível. Essa resposta ao jejum é extremamente organizada e orquestrada, garantindo a sobrevivência em condições adversas de escassez de alimentos. São cactos que sobrevivem aos desafios do deserto.

Quando falamos de metabolismo, existe uma organela muito importante da qual venho falando desde o Capítulo 2. As mitocôndrias são responsáveis pela fabricação de energia; por trabalharem sem parar, começam a se desgastar e a se tornar ineficientes devido a tanto uso, assim como acontece com a bateria do seu celular, que de repente começa a durar menos tempo.

136 A ciência do desconforto

Ao produzir energia, a mitocôndria emite radicais livres, como a fumaça que sai do escapamento do seu carro. Essa fumaça, com o tempo, danifica a própria estrutura da mitocôndria, deixando-a menos eficiente em produzir energia, em queimar gordura ou açúcar. Assim como você precisa levar o seu carro para revisão, as mitocôndrias também precisam de manutenção. O nome desse processo de reciclagem e reparo de peças que não estão funcionando é autofagia.[22]

A autofagia recicla componentes danificados, incluindo as mitocôndrias disfuncionais (mitofagia). Isso ajuda a manter a função celular e pode atrasar o início de doenças relacionadas ao envelhecimento. Sem levar o seu carro à manutenção, uma hora ou outra ele começa a apresentar problemas. Mitocôndrias funcionando mal são encontradas em todas as doenças crônicas como defeito fundamental, o que inclui condições como as do abraço da jiboia, das doenças cardiovasculares, das doenças neurodegenerativas e do câncer.

Esse processo de reparo e manutenção, entretanto, não acontece no estado alimentado: a presença dos nutrientes direciona o metabolismo para atividades – também fundamentais – no sentido oposto, o de construir e crescer. Ambas as atividades são fundamentais para nós. No entanto, a maioria das pessoas hoje consome três refeições por dia mais lanches, de modo que os períodos de jejum foram quase extintos. Comer o tempo todo pode ser visto como não levar seu carro para a manutenção – mas com consequências bem mais graves.

O estresse do jejum vai além de reciclar as mitocôndrias ruins: ele também estimula a produção de novas mitocôndrias (biogênese mitocondrial). O resultado líquido é melhorar a capacidade de geração de energia das células. E é por isso que o potencial do jejum se estende a diversas áreas, podendo beneficiar vários indicadores de saúde cardiovascular, incluindo pressão arterial, frequência cardíaca em repouso, níveis de triglicerídeos, glicose e resistência à insulina (pense nos marcadores do Capítulo 5, estão todos aí), além de melhorar doenças inflamatórias crônicas, doenças autoimunes e servir até como intervenção auxiliar em pacientes com câncer durante sessões de quimioterapia.[23]

Jejue bem! **137**

Existe hora para tudo. Nosso metabolismo depende da sincronização de diversos processos complexos que precisam acontecer em um contexto.

A CIÊNCIA DO DESCONFORTO
@DRA.MAIRASOLIANI

Quais os tipos de jejum?

Podemos falar sobre diferentes doses de jejum de acordo com a duração das horas sem se alimentar. Jejuns prolongados duram cinco dias ou mais, enquanto jejuns de curta duração variam de dois a quatro dias. No entanto, não se assuste! Os regimes mais amplamente estudados em humanos estão na categoria de **jejum intermitente**, que duram de quatorze até 48 horas, e se repetem semanalmente. Existem quatro principais:

1. **Regime 1:6** – jejum um dia por semana.
2. **Regime 5:2** – jejum dois dias por semana, que podem ser consecutivos ou separados, totalizando 48 horas.
3. **Regime ADF (*Alternate Day Fasting*)** – jejum em dias alternados, três ou quatro vezes por semana.

Nesses três regimes (1:6, 5:2 e ADF), pode-se consumir entre 0 kcal (jejum completo, ou com água, chá e café sem adoçar liberados) e 25% do gasto energético total em calorias (jejum modificado) nos dias de jejum.

4. **Janela restrita de alimentação (ou alimentação com restrição de tempo – TRE, *Time-Restricted Eating*)** – nesse regime, não há um limite explícito de calorias, mas toda a ingestão calórica do dia é restrita a um período consistente de tempo durante as 24 horas do dia (a janela de alimentação), reservando o restante do período para um jejum noturno de no mínimo quatorze a dezoito horas, repetido diariamente. Manter o mesmo horário de refeições todos os dias parece regular o relógio circadiano. Um dos regimes mais populares dessa modalidade é o 16:8 (dezesseis horas de jejum e oito horas de janela alimentar). Embora não especifiquem um limite de calorias, estudos mostram que aqueles que seguem um padrão de TRE consistente restringem sua ingestão calórica naturalmente em até 25%.[24]

Jejue bem! **139**

Percebe agora a importância do *quando* comer? A prática do jejum, porém, não gera lucro para a indústria farmacêutica nem para a indústria de alimentos processados, por isso ainda há tantas vozes difundindo informações falsas sobre o tema. Ou sem responsabilidade. Posso dizer que, mesmo que estude, pratique e prescreva o jejum, não me considero apaixonada nem fanática pelo tema. Não acho que essa seja a única ferramenta de saúde, nem que seja para todos. O jejum, apesar de ser uma ferramenta incrível, não é a única, nem uma panaceia.

Recebo muitas dúvidas sobre jejum. Alguns desses mitos já jogamos por terra ao longo do capítulo, mas é sempre bom relembrar. Pensando nisso, considero importante desmistificar essas questões – sem segurança e responsabilidade, não é possível mudar a mentalidade para praticar o jejum.

MITO #1: VAI FALTAR GLICOSE

Temos duas principais fontes de energia para viver: a glicose que vem dos carboidratos e os ácidos graxos que vêm da gordura. Após as refeições, a glicose é usada como energia e a gordura é armazenada no tecido adiposo na forma de triglicerídeos. À medida que nos afastamos da última refeição, começamos a utilizar nossos estoques de energia armazenada. Primeiro, utilizamos nossos estoques de glicose, que são prontamente mobilizados. Conforme o tempo de jejum aumenta, esgotamos os estoques de glicose do fígado e passamos gradativamente a substituir a glicose por gordura como principal fonte de energia. Esse tempo longe da refeição é um estresse benéfico que obriga as células a buscarem outro combustível.[25]

Esse momento de mudança de combustível é chamado de "inversão do interruptor metabólico". É nessa hora que o fígado utiliza os triglicerídeos e os transforma em ácidos graxos e glicerol, que passam a ser usados como energia. Portanto, não falta energia no jejum. Pense no carro flex: se acaba a gasolina, você coloca álcool. Somos flex. Quando mudamos de combustível, fazemos a virada do interruptor. O fígado converte

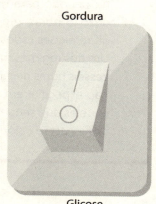

Gordura

Glicose

ácidos graxos em corpos cetônicos (as cetonas), que são o principal combustível do estado em jejum, abastecendo muitos tecidos, especialmente o cérebro.

Estudos antigos mostram que a principal "cetona" não é apenas um combustível, mas um "supercombustível", produzindo energia de modo mais eficiente do que glicose ou ácidos graxos.[26] Descobertas recentes revelam que os corpos cetônicos são potentes moléculas sinalizadoras com efeitos profundos no metabolismo, benéficos para diversas células e órgãos, sobretudo o cérebro. Ter flexibilidade metabólica é alternar com destreza esse interruptor. Daí o nome do método, **Mitoflex**. O que queremos é ter mitocôndrias flexíveis.

MITO #2: JEJUM É PREJUDICIAL AO SEU CÉREBRO

Esse mito é um exemplo claro de como o senso comum pode prejudicar a saúde, porque, na realidade, o jejum traz efeitos benéficos significativos para o cérebro. Evoluímos com períodos de jejum, e nossos cérebros foram moldados para funcionar muito bem em estados de inversão de interruptor. Estudos clássicos, como os de George Cahill,[27] demonstram que, durante o jejum, o corpo utiliza fontes alternativas de energia, como os corpos cetônicos, que não apenas servem como combustível eficiente, mas também têm efeitos antioxidantes, anti-inflamatórios e neuroprotetores.[28]

O jejum promove a reciclagem de mitocôndrias danificadas e melhora a eficiência mitocondrial, reduzindo a produção de radicais livres, o que é benéfico para doenças neurodegenerativas como Alzheimer e Parkinson. Além disso, o jejum estimula a expressão de genes para produção do fator neurotrófico cerebral, o BDNF (*Brain-derived Neurotrophic Fator*), que reduz a neuroinflamação e melhora a função cognitiva.[29]

Esse mecanismo pode explicar o que observamos na prática com muitos pacientes: passado o período de adaptação inicial ao jejum, muitos relatam melhora dos níveis de disposição, de energia. A névoa cerebral dá lugar à clareza mental e melhora o foco e a atenção.

MITO #3: JEJUM DESACELERA SEU METABOLISMO

Estudos[30] indicam que praticar jejuns curtos e comer menos pode acelerar o metabolismo, auxiliando na perda de peso. Durante o jejum, a inversão do interruptor causa um aumento no hormônio norepinefrina, que acelera o metabolismo e aumenta quebra de gordura. Pesquisas revelam que jejuar por até 48 horas pode aumentar a taxa metabólica em 14%.[31] Por meio do aumento da eficiência mitocondrial, o jejum intermitente, quando praticado regularmente e por períodos adequados, pode melhorar a queima de gordura e a flexibilidade metabólica.

MITO #4: JEJUM FAZ VOCÊ PERDER MÚSCULO

Algumas pessoas acreditam que jejuar pode reduzir a capacidade do corpo de desenvolver músculos, resultando em perda de massa muscular. No entanto, quando falamos de jejum de dezesseis horas (a janela restrita de alimentação de oito horas) combinado com um treino de musculação, temos estudos com indivíduos magros que mantiveram[32] ou ganharam massa magra,[33] além de terem queimado gordura corporal. Temos até uma revisão sistemática[34] apontando que o jejum intermitente pode, na verdade, ajudar a manter a massa muscular magra e, em certos casos, até promover o crescimento muscular. Isso se deve a um aumento, durante o jejum, na produção do hormônio do crescimento, um dos principais responsáveis pela síntese de proteínas, essencial para construir e manter músculos. Além disso, o corpo fica mais sensível aos nutrientes durante a janela de alimentação, o que otimiza a absorção de proteínas e apoia a recuperação muscular após os treinos. Com a janela de alimentação correta, o jejum pode ser um aliado, não um inimigo, para quem busca um corpo mais forte e definido.

MITO #5: JEJUM CAUSA DEFICIÊNCIAS NUTRICIONAIS

Como o jejum intermitente é apenas um padrão alimentar e permite ser associado a qualquer tipo de dieta, é comum nutricionistas e médicos se preocuparem com os efeitos de adotar esse hábito na qualidade da dieta, levando à insuficiência de consumo de nutrientes. Muitas pessoas que praticam o jejum acreditando que esse seja um estresse intolerável podem realmente buscar recompensa (o *eu mereço*), após completar suas horas, com alimentos ultraprocessados. No entanto, esse comportamento não foi observado em oito estudos de variados regimes de jejum.[35]

Se bem-planejado, o jejum pode, na verdade, melhorar a maneira como o corpo absorve e utiliza os nutrientes. Além disso, oferece um descanso ao sistema digestivo, o que pode ajudar a melhorar sua funcionalidade. O sucesso e a segurança do jejum dependem, portanto, de um planejamento cuidadoso e de uma alimentação nutritiva durante a janela de alimentação.

MITO #6: NÃO É SEGURO FAZER JEJUM

O jejum nada mais é do que um estresse para o seu metabolismo. Para que ele seja positivo, é preciso que a quantidade desse estresse seja dosada de acordo com a tolerância do indivíduo que vai praticá-lo.

Assim, indivíduos frágeis, portadores de doenças graves, não devem se submeter a mais um estresse sem que estejam sob supervisão médica. Isso vale também para mulheres grávidas ou que estão amamentando, crianças, pessoas com históricos de transtorno alimentar ou com condições médicas graves.

Quando feito de maneira sensata, sob supervisão médica, é seguro e, como vimos, acarreta muitos benefícios.

MITO #7: NÃO HÁ EVIDÊNCIA CIENTÍFICA QUE COMPROVE A EFICÁCIA DO JEJUM

Bem, já ficou mais que evidente que essa afirmação é enganosa. O jejum é um padrão alimentar que vem sendo inserido em diferentes culturas há milênios. Apesar de frequentemente ser acompanhado por emagrecimento, vimos que traz benefícios físicos e mentais, além de, de quebra, proteger o metabolismo, o que protege seu corpo de uma série de doenças. O jejum é um desafio que aumenta nossa capacidade de enfrentamento diante do estresse, deixando as células mais resilientes. Quando olhamos para os padrões de nossos ancestrais mais distantes, vemos que o padrão de jejum intermitente sempre foi normal e que comer cinco vezes por dia é que não é um costume normal nem bom para a saúde. Portanto, sugiro ainda inverter a pergunta. Sabe por quê? Na verdade, não há evidências científicas que comprovem a eficácia, para a saúde metabólica, de comer seis vezes ao dia (as evidências vêm se mostrando contrárias).

Se após tudo o que eu apresentei você estiver considerando adotar o jejum intermitente, aprenda mais algumas coisas para poder adotá-lo:

COMO COMEÇAR?

A seguir, vou lhe passar algumas diretrizes simples sobre jejum. De novo: indico que procure a orientação do seu médico ou de outro profissional qualificado para analisar a sua demanda. Afinal, como já dito, o que funciona para um pode não funcionar para outro. Somos pessoas únicas, cada uma com seu maquinário (metabolismo, lembra?) e seus desafios.

ANTES DO JEJUM

Quando você decide jejuar, é importante definir seus objetivos para escolher o tipo de jejum mais adequado. Adotar uma forma de jejum sustentável e que se adapte ao seu estilo de vida é fundamental para garantir a eficácia do processo. Recomendo realizar os exames indicados no Capítulo 5, a fim de identificar inadequações metabólicas e nutricionais preexistentes, evitando que profissionais desatualizados possam atribuí-las ao início da prática.

O objetivo da prática depende do seu grau de disfunção metabólica. Se você se viu saudável no Capítulo 5, menos de oito horas de janela para se alimentar diariamente pode dificultar o fornecimento adequado de proteínas. Nesse caso, recomendo procurar um nutricionista e acompanhar de perto sua composição corporal e massa magra. Mas, se você se viu enlaçado pela jiboia, regimes de dezesseis horas ou mais podem ajudar, especialmente em casos de obesidade, gordura visceral aumentada, pré-diabetes, diabetes tipo 2 ou esteatose hepática.

Comece devagar, mas comece. Não tenha pressa. O ideal é não passar mais da metade do dia no estado alimentado, garantindo no mínimo doze horas de jejum para uma divisão razoável, segura e eficiente de calorias ao longo do dia.

144   A ciência do desconforto

Isso proporciona descanso digestivo, reparo noturno e melhor profundidade do sono, especialmente se a última refeição for feita três horas antes de dormir (uma recomendação valiosa para quem sofre de refluxo gastroesofágico).

Se você tem disfunção metabólica e deseja avançar, avance para quatorze horas de jejum noturno após se acostumar com doze horas, iniciando o TRE com dez horas de janela alimentar, para garantir a qualidade das suas refeições. Combinar essa estratégia com as outras quatro rédeas facilita ainda mais a prática, uma vez que eliminar ultraprocessados e bebidas adoçadas remove o estímulo desenfreado ao apetite que esses alimentos provocam. Em geral, após quatro semanas de adaptação você já deve se sentir preparado para progredir para o mais popular dos regimes, o de dezesseis horas de jejum com oito horas para se alimentar (chamado 16/8). Essa velocidade de adaptação depende bastante do seu ajuste individual de mentalidade. E, se tem algo que você aprendeu ao longo desse livro, é que o seu corpo, sem dúvida, dá conta.

Lembre-se de que a prática deve ser adaptada às suas necessidades e condições de saúde, sempre com atenção à composição corporal e ao bem--estar geral.

Como regra, garantir um período mínimo de jejum noturno de doze horas e focar as outras regras para alimentação são passos fundamentais para alcançar os benefícios do jejum.

DURANTE O JEJUM

Recomendo monitorar periodicamente após doze semanas do início de qualquer prática de jejum intermitente, observando os seguintes aspectos: Como está a sua disposição? Como está o seu apetite ao quebrar o jejum? Como está sua cintura? E, principalmente, como está a qualidade dos alimentos em sua janela alimentar? Você está conseguindo priorizar alimentos naturais que garantem os nutrientes essenciais para sua saúde?

Se você é diabético tipo 2, especialmente se usa insulina ou medicações que estimulam a liberação de insulina (como sulfonilureias e glinidas), é mandatório buscar acompanhamento médico especializado antes de iniciar o jejum. Informe seu médico sobre a prática para que ele possa ajustar seus medicamentos e monitorar sua condição de maneira intensiva.

Durante o jejum, consuma líquidos, como água, água com gás, chá e café, desde que sem adoçar. Deixe para consumir suplementos após interromper o jejum. E, por favor, não deixe de tomar seus medicamentos; eles não quebram o jejum (para os que precisam ser tomados com refeições, veja com seu médico a possibilidade de ajustar isso aos novos horários de alimentação). Não se esqueça de beber água durante o jejum, hidratar-se é importante. E, por fim, dor de cabeça é o sintoma mais comum no início da prática: beber um copo de água com meia colher de chá de sal integral costuma ser suficiente.

APÓS O JEJUM

É comum a preocupação de que as pessoas possam comer mais do que o necessário ao quebrar o jejum. No entanto, o acúmulo de evidências sugere que isso não ocorre. Os participantes normalmente consomem apenas 10-15% a mais de calorias do que o habitual (aproximadamente 200-300 kcal), o que ainda permite um déficit calórico.[36]

A melhor maneira de fazer sua refeição para quebrar o jejum sem comer demais é seguir os 2 Qs e 1 C do Capítulo 6. Primeiro, consuma pequenas porções (1º Q), mastigue bem e preste atenção no que está comendo. Priorize alimentos *in natura* e minimamente processados; não beba açúcar (2º Q). Por fim, procure comer na ordem que garantirá o menor pico de glicose (1C).

Percebe como as variáveis são muitas? Por isso, reafirmo: busque a que melhor se encaixa em sua realidade. Jejum não é para ser sofrido. Claro, vai existir aquele período de adaptação. Você passará por desconforto. Mas vamos também aprender a dormir, a ter noites mais tranquilas e reparadoras... E essa, claro, é mais uma chave para restaurar seu metabolismo.

Capítulo 8
DURMA BEM!

Como a privação de sono contribui para a resistência à insulina?

O despertador é um acidente de tráfego do sono.

MARIO QUINTANA[1]

Todo médico já trabalhou em um "turno do cemitério". É um plantão de 24 horas invertido, ou seja, o profissional entra no início da noite e trabalha até o início da noite do dia seguinte, e você já vai entender a razão desse nome meio macabro. Meus filhos têm um livro sobre zumbis. A história diz que precisamos aprender a reconhecê-los. Mas como fazer isso? Pela cor da pele desses monstros: pálida como um nabo. Guarde essa informação.

Em um dos meus plantões invertidos, anestesiamos um policial que levou um tiro no braço, na artéria axilar. Imagine, depois de uma cirurgia tensa como essa, como estava a minha adrenalina às 4 da madrugada? Ter apenas duas horas para descansar depois de toda essa tensão não era nem um pouco fácil. Meu kit de sobrevivência para trabalhar no restante do dia era um estojo completo de cápsulas de café espresso – sim, essa era a quantidade de café que eu consumia em cada plantão de 24 horas invertido; e eu nem sequer bebia café antes de ser anestesista!

Turnos assim acabavam comigo. Eles passavam arrastados. Tudo ficava meio opaco, sem cor, um borrão. Era também muito nítido como afetavam minhas emoções e meu apetite (e claro que não estamos falando de salada aqui, mas de comer pizza ou bife à parmegiana às 23h). Um caos completo. Eu me sentia um zumbi, como aqueles do livro dos meus filhos. Nada tinha cor, nem mesmo eu.

Nas noites em que não precisava dormir no hospital, eu era outra pessoa. Acordava cedo e bem-disposta, e conseguia ir para a academia antes de chegar ao hospital. Era impressionante a diferença. Meu dia tinha cor!

É um custo muito alto para a saúde dormir tão mal assim, o que até mesmo é classificado pela OMS como um carcinógeno humano.[2] E, infelizmente, essa é a realidade de muitos profissionais que trabalham à noite – não só médicos, mas enfermeiros, bombeiros, policiais, pilotos, motoristas de táxi e ambulância, frentistas, vigias, porteiros, comissários, atendentes de serviços 24 horas e outros, alcançando um em cada cinco trabalhadores mundialmente.[3]

Talvez você não dê plantão e acredite que, por trabalhar de dia e descansar à noite, não tenha que se preocupar com isso. Bem, para variar, vou estourar a sua bolha de positividade. A vida moderna bagunçou o nosso padrão de sono de incontáveis maneiras. Levamos o celular conosco quando nos deitamos para dormir, lemos na cama com um foco de luz, acordamos no meio da noite e ligamos o celular ou a televisão, maratonamos séries até tarde, saímos com os amigos, viramos a noite para terminar projetos importantes, viajamos para lugares longínquos e ficamos com *jet lag*... Todos esses comportamentos afetam nosso relógio biológico, nossos ritmos circadianos e nosso sono; e isso tem um custo para o nosso metabolismo. Será que não é o caso de você estar entre os tantos que hoje mantêm hábitos de trabalhadores noturnos sem sequer receber um salário por isso?

Antes de nos debruçarmos sobre as soluções, precisamos entender um pouco mais sobre o que é dormir. Afinal, o que acontece quando dormimos? Qual a importância do sono? Como ele interfere no nosso metabolismo?

O QUE ACONTECE QUANDO DORMIMOS?

Se você é do time que acha que nada acontece quando estamos dormindo, saiba que não poderia estar mais longe da verdade. Quando nos deitamos e fechamos os olhos, o corpo e o cérebro entram em um estado de descanso e reparo. A taxa metabólica e a temperatura do corpo caem enquanto células realizam funções de manutenção e de reparo que são vitais para a saúde em curto e em longo prazo. O cérebro passa por muitas mudanças em neurônios que envolvem a função de aprendizado e consolidação da memória. Sem sono, as células caem em um estado de falta de reparo e começam a funcionar mal. Ou seja, o sono é parte da estratégia de sobrevivência e manutenção do metabolismo.

Quando estamos dormindo, o cérebro também se "autolimpa", removendo resíduos metabólicos que foram gerados pelo trabalho de um dia todo acordado. Esse sistema (glinfático) só foi descoberto em 2012 e revelou um papel essencial na remoção dessas impurezas (as proteínas tau e beta amiloides). Mesmo uma noite sem dormir profundamente reduz a limpeza dessas substâncias, que tipicamente se acumulam na doença de Alzheimer.[4] A partir de então, ficou claro como esse processo de limpeza é fundamental para a manutenção da saúde cerebral.

O sono desempenha um papel insubstituível na aprendizagem, na memória. Imagine o seguinte: é final do dia, e você está com várias abas abertas no computador. De repente, o seu cachorro tropeça no fio, e tudo se perde. Esse tropeço, no nosso caso, é a ausência de sono. O sono é o responsável por salvar os arquivos para que eles não se percam. Consolidamos o que aprendemos ao dormir.

Existe uma expressão da língua inglesa que acho muito útil: *sleep on it*, que significa pensar mais sobre algo durante a noite e amadurecer a tomada de decisão para mais tarde. O sono também cuida da nossa saúde psicológica, recalibrando os circuitos das emoções, permitindo que os desafios sociais e psicológicos do dia a dia possam ser encarados com mais calma e cabeça fresca no dia seguinte.

Mas não é só isso. O sono de qualidade ajuda a regular o metabolismo, influenciando como o corpo processa alimentos, gera energia e armazena gordura.

Para dar conta de todas essas funções essenciais de reparação em nível celular,[5] não à toa passamos 36% de nossas vidas dormindo.[6] Ou seja, uma pessoa de 85 anos terá passado o equivalente a 30 anos da sua vida dormindo. Parece muito, não?

Agora, pense comigo: quando dormimos, estamos vulneráveis. Não estamos conscientes, estamos relaxados. Na vida selvagem, seria o momento perfeito para nos atacarem, por exemplo. Assim, nos primórdios, os períodos de sono representavam um grande risco para os seres humanos, que ficavam extremante vulneráveis aos inimigos. E não é só isso. Analisando de modo objetivo: ao dormir, as pessoas não estavam procriando, nem saindo em busca de comida, nem protegendo a família – poderíamos dizer que não estavam sendo "úteis" para o grupo. Fica claro que a evolução teria eliminado a necessidade de dormir centenas de milhões de anos atrás se isso fosse fútil ou nos colocasse em desvantagem evolutiva, a menos que fosse absolutamente essencial.[7]

UMA NECESSIDADE BIOLÓGICA QUE A MODERNIDADE TEIMA EM IGNORAR

Algumas evidências, extraídas de estudos realizados em cavernas escuras, propõem que o ciclo de sono de oito horas pode estar profundamente inscrito em nosso DNA, sugerindo que essa é uma necessidade inegociável. No entanto, a modernidade e a cultura de alto desempenho de hoje em dia ainda veem o sono como "tempo perdido", algo de que só bebês, cachorros e pessoas preguiçosas precisam.[8]

Antes da invenção da luz elétrica por Thomas Edison, em 1879, por exemplo, as pessoas geralmente dormiam cerca de dez horas por noite. Mas, ao longo do século XX, o tempo médio de sono noturno reduziu em cerca de 20%, chegando a aproximadamente oito horas por noite.[9]

Com o avanço da tecnologia, os hábitos de vida mudaram drasticamente, afetando nosso relógio biológico de três principais maneiras: trabalho em turnos, exposição prolongada à luz artificial durante a noite e horários irregulares de alimentação, quando deveríamos dormir – comer nos horários naturais de pausa digestiva. Essas mudanças representam desafios significativos para a regulação do nosso relógio biológico, que é crítico para o bom funcionamento de nossa saúde global.[10]

Em sociedades industrializadas, cerca de 10% das pessoas trabalham à noite, em turnos fixos ou rotativos, e muitas vezes precisam ajustar seus horários de sono nos dias de folga para manter uma vida social. Essa alteração constante entre dia e noite pode criar um descompasso similar ao *jet lag*, em que o relógio interno tenta se adaptar rapidamente a um ritmo diferente nos fins de semana ou em viagens em outros fusos.

A sociedade moderna funciona 24 horas por dia, desvalorizando o sono e incentivando as pessoas a reduzirem-no para dedicar tempo a outras atividades – e esse comportamento tem causado consequências perigosas.

Embora os impactos diretos dessa dessincronização ainda não tenham sido completamente demonstrados em humanos, estudos em animais sugerem que ela pode levar a perturbações crônicas nos ritmos circadianos, associadas a doenças, como problemas cardíacos, diabetes, obesidade, alguns tipos de câncer e condições neurodegenerativas.[11]

Estudos recentes mostram que a média de sono nos EUA é de sete horas por noite, com um terço da população dormindo menos de seis horas. Foi assim que chegamos à realidade atual: o sono insuficiente crônico tornou-se comum, afetando milhões de indivíduos.[12]

No Brasil, estudos da Fundação Oswaldo Cruz (Fiocruz) indicam que 72% da população enfrenta problemas relacionados ao sono, incluindo a insônia.[13] Cada vez mais pessoas estão recorrendo a medicamentos para dormir como primeira opção de tratamento. Tanto é que, entre setembro de 2019 e 2023, houve um aumento de estrondosos 30% nas vendas desses medicamentos.[14]

A ciência do sono, nas últimas três décadas, está desbancando completamente a ideia de que dormir é algo que possa ser deixado para depois. O sono é fundamental. E a privação dele acarreta consequências para a saúde física, metabólica e mental.[15]

NAS PROFUNDEZAS DA PRIVAÇÃO DE SONO

O especialista em sono Matthew Walker, no livro *Por que nós dormimos*,[16] compara a privação de sono a um encanamento quebrado, enfatizando que não há nenhuma área do bem-estar humano que não seja comprometida pela falta de sono. Esse problema pode afetar tanto aspectos macro, como doenças complexas, qualidades de liderança e aparência física, quanto micro, levando a disfunções de processos celulares vitais, como a resistência à insulina. Assim como um vazamento de água, o impacto da falta de sono pode variar, sendo às vezes um fluxo abundante; outras, apenas um gotejamento.

Já a pesquisa[17] do renomado cientista Russell Foster na área de neurociência do sono e ritmos circadianos estabelece uma relação significativa entre distúrbios do sono e doenças psiquiátricas. Ele observa que a interrupção do sono é uma característica comum em várias condições de saúde mental, como esquizofrenia, bipolaridade e depressão. Foster e sua equipe descobriram que os ciclos de sono dessas pessoas são extremamente desregulados.

Além disso, Foster e seus colegas têm investigado a correlação entre o risco de desenvolver doenças mentais e a interrupção do sono, e descobriram que a falta de sono e qualquer diagnóstico clínico de doença mental estão intimamente ligados.[18] Ou seja, o sono de qualidade ruim pode ser um indicador precoce de problemas de saúde mental. No que diz respeito à saúde física, a falta de sono pode afetar a capacidade de concentração, a memória e o desempenho geral, comprometendo negativamente a produtividade, o desempenho cognitivo. Já no humor e comportamento, pode levar à irritabilidade, ao humor instável e ao comportamento impulsivo.

E tem mais... Ele impacta o metabolismo.

PRIVAÇÃO DE SONO E METABOLISMO QUEBRADO

Várias pesquisas correlacionam a falta de sono ao aumento do risco de disfunção metabólica, como resistência à insulina, obesidade e diabetes tipo 2, problemas cardiovasculares, acúmulo de gordura no fígado, além de supressão do sistema imunológico, tornando o corpo mais suscetível a infecções e risco de câncer.[19]

Você já deve ter notado um desejo maior por comer quando está mais cansado. O "eu mereço" não é mera coincidência. Você se lembra da grelina, aquele hormônio do apetite? Então. A questão é que a falta de sono pode levar ao aumento desse hormônio e a uma diminuição da leptina, o hormônio que sinaliza a saciedade. Isso resulta em um aumento do desejo por alimentos ricos em carboidratos e açúcar, o que pode contribuir para o ganho de peso e a obesidade.

Você se lembra do Grilo Falante na história do Pinóquio? Ele era a voz da razão, estava sempre refletindo e dando ótimos conselhos para manter o Pinóquio longe de confusão. Nós temos um grilo falante: o córtex pré-frontal.[20] A falta de sono silencia o Grilo Falante, e então tudo o que o Pinóquio escuta são os impulsos do medo ou do prazer. Foi isso que a privação de sono provocou, segundo um estudo[21] no qual se observou que o córtex pré-frontal foi prejudicado quando indivíduos com sono restrito foram expostos a imagens de diferentes alimentos enquanto passavam por um scanner cerebral. As áreas mais primitivas do cérebro, ligadas às emoções e reações impulsivas, brilharam mais nas fotos de ultraprocessados. Ou seja, a falta de sono pode, de fato, tornar as pessoas mais propensas a colocarem o grilo no mudo e abraçarem o "eu mereço".

Existem muitos estudos que investigam quanto comemos a mais após uma noite com poucas horas de sono:[22] os indivíduos que dormiram apenas quatro horas comeram, em média, 831 kcal no café da manhã, em comparação com 508 kcal para aqueles que dormiram oito horas. Dormir pouco resultou em comer 22% a mais de calorias – o "eu mereço" estampado em números.

Em contrapartida, dormir mais pode reduzir o consumo de calorias e resultar em emagrecimento em adultos com sobrepeso que habitualmente dormem menos de 6,5 horas por noite. Um estudo[23] dividiu oitenta participantes em dois grupos: um recebeu informações sobre higiene do sono e foi orientado a aumentar o tempo que passava na cama para 8,5 horas por noite (o que chamamos de "oportunidade de sono"); o outro grupo manteve seus padrões habituais de sono. Os participantes do grupo de maior oportunidade de sono ganharam cerca de 1,2 horas a mais de sono por noite e apresentaram uma redução significativa na ingestão de calorias em comparação com o grupo de controle (-270 kcal/dia).

Quantas vezes você dormiu pouco perto de um prazo? Outro estudo[24] resolveu testar o efeito de dormir apenas quatro horas por noite após apenas uma semana de privação de sono. Os participantes saudáveis no início do estudo desregularam seu açúcar no sangue a ponto de serem classificados como pré-diabéticos no final da semana.

A sociedade moderna funciona 24 horas por dia, desvalorizando o sono e incentivando as pessoas a reduzirem-no para dedicar tempo a outras atividades — e esse comportamento tem causado consequências perigosas.

CIÊNCIA DO DESCONFORTO
@DRA.MAIRASOLIANI

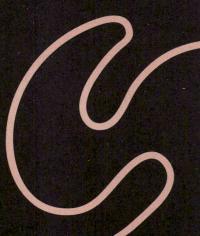

Qual será a explicação lógica que liga o sono ao metabolismo? Como dormir pouco impacta tão rapidamente a regulação do açúcar? Pois a resposta está provavelmente na melatonina, um hormônio essencial para regular o ritmo circadiano e promover um sono de qualidade. O nosso pâncreas tem receptores de melatonina, o que significa que os níveis desse hormônio podem influenciar diretamente a liberação de insulina.[25] Durante a noite, quando os níveis de melatonina estão mais elevados, a produção de insulina é naturalmente reduzida, um mecanismo que ajuda a preservar a energia enquanto dormimos. Por isso, desequilíbrios no ritmo circadiano, como noites maldormidas ou exposição à luz em horários inadequados, podem prejudicar essa regulação, contribuindo para a resistência à insulina. O sono regula a sensibilidade à insulina, e regula o apetite, de modo a manter o seu Grilo Falante sob controle, com as rédeas dos 4 Qs e 1 C sob controle.

Assim, manter um sono regular e em sintonia com o ciclo natural de luz e escuridão é fundamental para a saúde metabólica.

Quer se livrar do abraço da jiboia? Regularize seu sono!

No geral, a quantidade ideal de horas de sono para adultos está entre sete e nove horas por noite, mas varia muito entre indivíduos, idade, nível de atividade física e outros fatores. Bebês e crianças precisam de mais horas de sono porque estão em desenvolvimento, e idosos precisam de menos. Quando estamos doentes, temporariamente precisamos dormir mais também, uma vez que o sono ajuda a conservar energia e realocar recursos metabólicos para funções de reparo, manutenção e crescimento.

Quando a segurança de um indivíduo está ameaçada, o sono precisa esperar. Repouso e descanso nunca são tão importantes quanto sobrevivência, portanto, questões que nos preocupam, incluindo as de cunho psicológico e os estressores sociais, podem causar distúrbios de sono – isso é normal, não uma doença. Mas, como já vimos, se a privação de sono é extrema ou sustentada, as consequências acarretam enfermidades.

Muitos se preocupam com o número de horas dormidas, mas não avaliam a qualidade do sono. O questionário a seguir é validado, simples e útil. Recomendo que você faça o teste e veja se o seu sono precisa de atenção.

O questionário SATED[26] é uma ferramenta usada para avaliar a qualidade do sono com base em cinco dimensões: **Satisfaction** (Satisfação), **Alertness** (Alerta), **Timing** (Sincronização), **Efficiency** (Eficiência) e **Duration** (Duração). As perguntas visam identificar se a pessoa está conseguindo descansar de maneira adequada, e cada uma delas é pontuada de 0 a 2, sendo que maiores pontuações indicam melhor qualidade de sono.

Questionário SATED:

	(0)	(1)	(2)
1. Satisfação: Como você avalia sua satisfação com o seu sono? • insatisfeito (0) a satisfeito (2)			
2. Alerta: Durante o dia, com que frequência você se sente alerta e acordado? • nunca (0) a sempre (2)			
3. Sincronização: Você dorme e acorda em horários regulares? • nunca (0) a sempre (2)			
4. Eficiência: Quanto tempo você passa na cama em relação ao tempo total que realmente dorme? • menos que 65% (0) • 65%-84% (1) • mais que 85% (2)			
5. Duração: Quantas horas de sono você tem, em média, por noite? • menos de 6 horas (0) • 6-7 horas (1) • 7-9 horas (2)			

O total para todos os itens varia de 0 a 10
0 = má saúde do sono
10 = boa saúde do sono

O questionário ajuda a determinar se uma pessoa tem uma rotina de sono saudável. Ele pode ser utilizado em práticas clínicas para detectar problemas como insônia ou outros distúrbios do sono.

E então? Qual foi o resultado? Se esse resultado indicou má qualidade do seu sono, vamos ao que pode ser feito.

COMO MELHORAR O SEU SONO?

Provavelmente você até já ouviu orientações e dicas de como dormir melhor, mas nunca encarou o desconforto de realmente colocá-las em prática até que se transformem em hábitos. Dormir bem não é algo que você nasça sabendo ou que você dependa da sorte de conseguir ou não. Muitas pessoas erroneamente assumem que basta se deitar para conseguir adormecer. Infelizmente isso não é verdade para muitos de nós, e esse problema tende a ficar pior conforme envelhecemos. Sono é algo em que você investe, treinando para ficar melhor; você insiste até dar certo. É preciso esforço e planejamento na sua rotina diária noturna para dormir. A essa rotina de cuidados, damos o nome de *higiene do sono*.

Na minha experiência, mesmo quem precisa de tratamento com especialistas não tem feito o básico da higiene de sono. Muitos só esperam a ação dos medicamentos controlados, pois não se dispõem a abrir mão de rotinas confortáveis que boicotam horas de sono. Nos dias de hoje, colocar em prática esse básico bem-feito faz milagres. Portanto, a seguir vou listar práticas que podem melhorar a qualidade do seu sono e da regulação do seu relógio interno.

LUZ NATURAL PELA MANHÃ

A exposição à luz é fundamental para a regulação do nosso relógio biológico interno, influenciando diretamente a saúde metabólica e mental. A luz captada pelos olhos atinge a região do cérebro responsável pelo controle do ritmo circadiano, coordenando diversos processos fisiológicos ao longo do dia. Além disso, a luz também é absorvida pela pele, aumentando uma molécula chamada UCA na corrente sanguínea; ela chega ao cérebro, e esse efeito estimula os neurônios a produzirem glutamato, o que pode melhorar funções cognitivas, como aprendizado e memória, impactando diretamente nossa capacidade de raciocinar e focar tarefas diárias.[27]

Esses exemplos demonstram como a luz pode ser uma aliada poderosa na regulação global da saúde e no combate a diversas condições clínicas.

A luz é tão importante, que hoje ela é usada como forma terapêutica em diversos tratamentos, com dispositivos especiais. Vou citar dois: lâmpadas especiais com muita claridade e emissores de luz infravermelha e vermelha. Em países onde há pouca luz natural durante o inverno (o brasileiro que sai de casa é poupado desse problema por aqui!), é possível utilizar lâmpadas de alta intensidade (conhecidas como SAD light) que emitem cerca de 10 mil lux para simular a claridade natural pela manhã, a fim de prevenir e até tratar depressão sazonal.[28] A outra aplicação interessante da luz é a fotobiomodulação,[29] um tratamento experimental voltado para condições como depressão e Parkinson. Essa técnica utiliza luz de baixa intensidade, geralmente próxima da faixa do vermelho ou infravermelho, aplicada no couro cabeludo para penetrar no tecido cerebral e estimular a função mitocondrial. Ao aumentar a produção de energia nas células e estimular a neuroplasticidade, a fotobiomodulação se apresenta como uma promissora estratégia terapêutica para melhorar a saúde cerebral.

Exponha-se à claridade nos primeiros 30 a 60 minutos após o seu despertar. Não use óculos escuros para essa prática. Você não precisa olhar diretamente para o sol. Basta ficar exposto à claridade para começar a regular o seu relógio interno. Em palavras simples: você quer luz bem clara pela manhã e escuridão à noite.

ESCURIDÃO À NOITE

Assim como comer tarde da noite é ruim para a sua saúde quando o assunto é o ciclo alimentação e jejum, colocar luz no momento errado do dia também é.

A luz azul dos dispositivos eletrônicos, da televisão, dos smartphones e tablets tem um impacto notável no nosso ritmo circadiano, perturbando especialmente a produção de melatonina, o hormônio que nos prepara para uma boa noite de sono. Luz demais no horário errado (durante as horas noturnas) pode enganar o corpo, fazendo-o acreditar que ainda é dia. Isso resulta em um atraso no início do sono e uma diminuição na sua qualidade geral.

Um estudo[30] mostrou que o uso de um iPad por duas horas antes de dormir bloqueia os níveis ascendentes de melatonina em 23%. Outro experimento mais rigoroso revelou que ler em um iPad reduziu a liberação de melatonina em mais de 50% à noite e atrasou o aumento da substância em até três horas. Isso resultou em um pico de melatonina no início da manhã, em vez de antes da meia-noite, fazendo com que as pessoas levassem mais tempo para adormecer após ler no iPad em comparação com a leitura de um livro impresso.

Então, para começar a organizar o seu relógio interno que regula o sono, você deve diminuir as luzes durante o período noturno. À noite, minimize a luz artificial para ajudar seu corpo a se preparar para um sono reparador. O ideal, então, é reduzir a exposição a essa luz pelo menos duas a três horas antes de dormir, e especialmente luzes fortes no teto entre 22h e 4h. Mantenha o quarto o mais escuro possível para facilitar tanto a indução quanto a manutenção do sono, promovendo alerta e atividade durante o dia. Luzes claras de todas as cores são um problema para o seu relógio interno. Use apenas luzes fracas e focais necessárias para você se movimentar com segurança à noite. Entra o abajur, sai a luz do teto.

Você também pode usar tecnologias e aplicativos que reduzem a emissão de luz azul dos dispositivos; a maioria dos aparelhos já inclui um "modo noturno".

A dica extra aqui é tentar estabelecer rotinas noturnas que o relaxem, como ler um livro impresso, em papel, com uma luz focal fraca, ou praticar técnicas de relaxamento, transformando a hora de dormir em um momento especial e tranquilo, longe das telas.

Por falar em telas, remover a televisão do quarto e carregar o celular longe da cabeceira, no modo avião, é uma ideia (a princípio desconfortável) que fará mais por você que qualquer outro medicamento ou suplemento.

CONSISTÊNCIA NO HORÁRIO DE DORMIR

Acorde na mesma hora todos os dias e vá dormir quando começar a sentir sono.

Manter um horário de dormir e acordar consistente todos os dias, incluindo fins de semana, ajuda a regular o ritmo circadiano e melhora a qualidade do sono. Lembra-se de que vimos que o nosso relógio circadiano regula tudo, desde a digestão até a reparação celular? Pois então. A exposição à luz e a regularidade do sono ajudam a sincronizar esses relógios internos, otimizando, assim, a saúde geral, em especial a metabólica.[31]

Ter horários muito diferentes para acordar e dormir aos fins de semana é um tipo de *jet lag* que chamamos de "social". É como se você viajasse para um país com fuso horário diferente todos os fins de semana, e depois precisasse se adaptar novamente às segundas-feiras, o que pode tornar ainda mais difícil acordar cedo para começar a semana.

Devo alertá-lo de que não existe banco de horas para o sono. Dormir mais nos fins de semana não compensará a falta de sono em dias úteis; por isso, ajustar os fins de semana pode parecer desconfortável no começo, mas acordar na segunda-feira torna-se bem mais fácil quando você não bagunça completamente seus horários no sábado e no domingo.

GARANTA OPORTUNIDADE DE SONO – PASSE TEMPO SUFICIENTE NA CAMA

Oportunidade de sono é algo diferente de *horas* de sono. Dedique tempo suficiente a estar na cama, de modo a permitir cerca de oito horas disponíveis para adormecer. À medida que envelhecemos, perdemos a eficiência de sono, a ponto de, aos 80 anos, a eficiência ficar abaixo de 70% ou 80%;[32] isto é, para cada período de oito horas na cama, você terá passado uma hora a uma hora e meia acordado.

Aqui, é importante levar em consideração suas características próprias. A quantidade de sono necessária pode variar entre indivíduos. A ideia de que todos devem dormir exatamente oito horas por noite é um mito; algumas pessoas podem precisar de mais ou de menos sono para se sentirem descansadas e funcionais.[33] Invista em sua oportunidade de sono, para que um sono melhor possa acontecer. Nem preciso dizer que levar telas para a cama não configura oportunidade extra de sono, certo?

CONSUMO DE ÁLCOOL

Embora o álcool possa induzir sonolência e facilitar o adormecer, ele fragmenta o sono e interfere na continuidade das fases do ciclo do sono, especialmente na segunda metade da noite, provocando fragmentação do sono com microdespertares frequentes. Isso resulta em um sono mais superficial, que não restaura plenamente o corpo e a mente.[34] A consequência disso é que a pessoa pode acordar se sentindo cansada, mesmo após muitas horas na cama. Isso aumenta a sonolência diurna e o risco de acidentes. O consumo de álcool também agrava sintomas de transtornos psiquiátricos, como depressão e ansiedade, que podem piorar a insônia, criando um círculo vicioso.[35]

O álcool também pode piorar o quadro de distúrbios respiratórios, como apneia obstrutiva do sono. Estudos indicam que distúrbios do sono são comuns entre indivíduos dependentes de álcool, podendo persistir por meses após a última ingestão.[36]

Tente não consumir bebidas alcoólicas nas três a quatro horas que antecedem o momento de ir para a cama. Isso dá ao corpo tempo para metabolizar o álcool e diminuir o impacto dele na temperatura corporal e no ciclo do sono. Se for consumir álcool, tente planejar para que isso aconteça mais cedo.

Já vou comentar o que provavelmente veio à sua cabeça: nem sempre isso é possível. Eu também tenho vida social (e faço questão de mantê-la). Mas você não frequenta festas todas as noites, certo? Por isso, esse não é um hábito que possa ser ignorado. É preciso enfrentá-lo antes que a conta comece a chegar.

TOME SUA ÚLTIMA DOSE DE CAFEÍNA (E OUTRAS BEBIDAS ESTIMULANTES) ATÉ AS 14H

Assim como o álcool, a cafeína também afeta o sono.[37] Ela é estimulante e bloqueia os receptores de adenosina – uma substância que se acumula ao longo do dia e à noite e que, em quantidade suficiente, é capaz de induzir a sonolência, preparando o corpo para o descanso. O consumo de cafeína impede que a adenosina sinalize ao cérebro que é hora de dormir, mantendo a pessoa mais alerta e desperta, porque a cafeína ocupa o lugar que a adenosina deveria ocupar. E ela demora para ceder o seu lugar. Após ingerida, a cafeína atinge seu pico de concentração no sangue em cerca de 30 minutos, mas não desaparece tão rapidamente do sistema.

Interessante notar que mesmo o café descafeinado não está livre de cafeína, contendo de 15% a 30% da dose encontrada em um café regular, o que pode afetar o sono, principalmente entre pessoas mais sensíveis. Isso depende da capacidade individual de se livrar da cafeína, que é feita através

162 A ciência do desconforto

de uma enzima do fígado chamada citocromo P450 1A2, cuja eficácia é influenciada por fatores genéticos. Isso explica por que algumas pessoas podem tomar café à noite e dormir tranquilamente, enquanto outras sentem os efeitos e enfrentam dificuldades para dormir.

Eu também sou apaixonada por café. E superfã de todas as suas propriedades antioxidantes e até pró-autofágicas (autofagia = nosso processo interno de remoção de partes defeituosas dentro das células). Mas lidei com o desconforto de me adaptar a tomar minha última dose de cafeína até as 14h. Para algumas pessoas, o ideal é estabelecer um "toque de recolher do café" de até doze horas antes do horário de costume para se deitar. Não é para abrir mão do prazer de um maravilhoso café; é só para organizar seus horários. Se você precisa melhorar o seu sono, esse é mais um desconforto que vale a pena. Tenha certeza de que você dá conta.

INGESTÃO DE ALIMENTOS

Como vimos no capítulo anterior, o horário em que comemos influencia bastante os resultados de nossa saúde. Ideal é alinhar o ciclo claro e escuro com alimentação e jejum – especialmente para trabalhadores noturnos. Também vimos que o jejum noturno é um sinal poderoso para conservar e realinhar nosso relógio biológico, a fim de realizar atividades de reparo e manutenção durante a noite e de absorção e digestão durante o dia.

Encerrar a última refeição pelo menos três horas antes de dormir traz benefícios importantes. Esse hábito favorece a liberação do hormônio do crescimento (GH) durante as fases profundas do sono, um processo essencial para a recuperação muscular e celular, e para a longevidade, que só ocorre se você não fizer picos de glicose perto da hora de ir se deitar.[38] Além disso, evitar comer próximo à hora de dormir melhora a sensibilidade à insulina, auxiliando no controle dos níveis de açúcar no sangue. Isso se reflete em um metabolismo mais eficiente e pode contribuir para a perda de peso, já que o corpo utiliza melhor a gordura como fonte de energia durante o sono.[39] Manter um jejum noturno permite que a digestão ocorra em um momento mais adequado, favorecendo um sono mais profundo e restaurador, importante para a recuperação física e mental. Os benefícios digestivos também incluem reduzir sintomas de refluxo.

Não existe banco de horas para o sono. Dormir mais nos fins de semana não compensará a falta de sono em dias úteis.

A CIÊNCIA DO DESCONFORTO
@DRA.MAIRASOLIANI

Recapitulamos benefícios suficientes para que você se organize para terminar de mastigar a última caloria três horas antes de ir para a cama. Para os que sofrem com várias idas ao banheiro ao longo da madrugada, vale reduzir excesso de líquidos tarde da noite. São medidas simples e absolutamente sem custo que podem ser desconfortáveis no início, mas, mais uma vez, se pagam em pouco tempo.

TEMPERATURA AMBIENTE

Para a maioria das pessoas, a temperatura ideal do quarto é de cerca de 18,3 °C na hora de dormir, embora isso possa variar de pessoa para pessoa. Manter o quarto muito quente pode diminuir a qualidade do sono. Especialistas[40] recomendam ajustar o termostato para um ambiente ligeiramente mais frio, pois ajuda a baixar a temperatura corporal, criando condições para um sono melhor, visto que, no cérebro, células sensíveis à temperatura localizadas no hipotálamo detectam a queda de temperatura como mais uma dica externa para iniciar a produção de melatonina.

SUPLEMENTOS

A melatonina é chamada de "hormônio da escuridão", pois aumenta no início da noite e diminui pela manhã. Sua produção diminui com o avanço da idade, e a suplementação tem se mostrado efetiva em promover um sono de melhor qualidade, por não ter efeito sedativo, promovendo uma melhor regulação do ritmo circadiano. Ela também é bem indicada em caso de *jet lag* (eu sempre a carrego comigo em viagens). O ideal é utilizar uma dose mais baixa que seja efetiva, e isso varia entre indivíduos. Ela também tem sido estudada por suas propriedades antioxidantes e seus efeitos em diversos processos celulares, incluindo a mitofagia.

Existem vários outros suplementos naturais com efeitos de melhora da qualidade do sono por diferentes mecanismos, como aumento do gaba, redução do glutamato ou degradação maior de cortisol. Tudo isso renderia um capítulo inteiro explorando todas as possibilidades. Vou recomendar apenas o magnésio, pois muitas pessoas hoje têm deficiência de magnésio – um mineral necessário para centenas de reações bioquímicas no corpo.

Além de ser muito importante para a função cerebral, o magnésio tem propriedades sedativas; se tomado antes do horário de dormir, tem demonstrado reduzir o cortisol[41] circulante e auxiliar no aumento do gaba, na produção de melatonina e na melhora da qualidade global do sono.[42] Para esse fim, uma forma mais disponível de magnésio seria o magnésio treonato. Também existem suplementos de excelentes marcas que associam o magnésio glicina ao inositol.

Você pode associar a esses suplementos o uso de infusão de camomila[43] ou melissa[44] (compre as folhas e prepare antes de dormir), ou busque suplementos com esses princípios ativos. Eu sei, parece que você viu sua bisavó na sua frente agora! A *Melissa officinalis* tem efeito calmante e ansiolítico leve, o que pode ser benéfico para a promoção do sono. Sua ação está associada a compostos como ácido rosmarínico, que podem aumentar os níveis de gaba no cérebro. Já a camomila pode melhorar a qualidade do sono devido à sua ação sedativa leve, atribuída à presença de apigenina, que se liga a receptores de benzodiazepínicos no cérebro.

Somente tendo a exata dimensão do que a falta do sono pode acarretar poderemos traçar um plano eficaz para reverter nossas péssimas condições de sono hoje. Esses são excelentes pontos de partida para o uso de suplementos, que servem como a cereja do bolo, complementando o que você aprendeu sobre a higiene do sono.

O mundo moderno não cansa de nos dizer que dormir é perda de tempo, mas vimos que a realidade é muito diferente disso. É desconfortável renunciar a todas as incríveis distrações que a vida moderna nos oferece à noite. Mas os impactos da privação de sono são devastadores. O sono reparador é o remédio mais efetivo para restaurar o cérebro e o corpo diariamente. Esses benefícios só podem ser colhidos uma noite por vez, se você estiver disposto a se organizar para isso. Nem todos estão.

Precisamos entender que apenas seremos saudáveis se dormirmos bem. O sono não é negociável. Ao regularizar o sono, melhoramos nosso bem-estar e preparamos o terreno para outras práticas saudáveis, como a que vamos abordar no próximo capítulo: a atividade física.

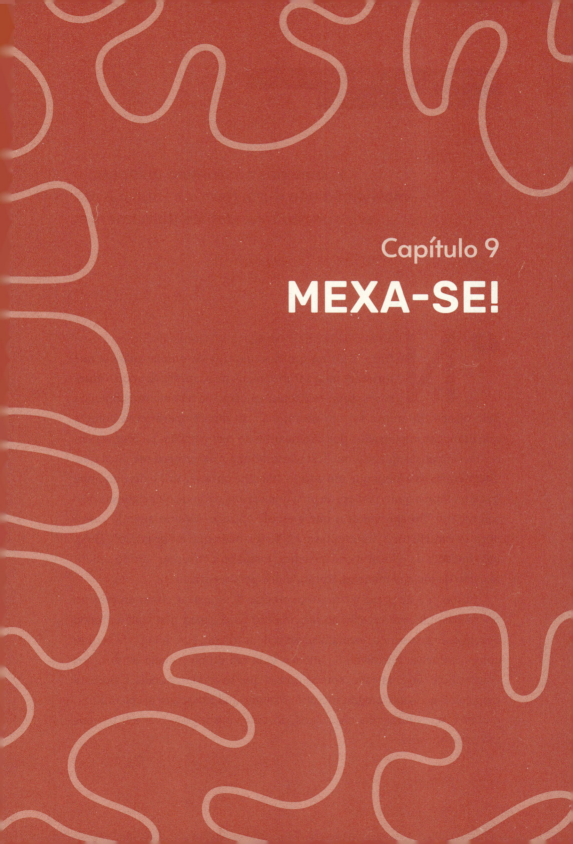

Capítulo 9
MEXA-SE!

O exercício esculpe o seu cérebro assim como o seu corpo

As pessoas costumam dizer que a motivação não dura. Nem o banho – é por isso que recomendamos diariamente.

ZIG ZIGLAR[1]

"Não faz mais que a obrigação." Cresci escutando essa frase. Esse foi um dos mantras da minha infância que forjaram meu caráter. Meus pais, apesar de muito amorosos, sempre fizeram questão de não me recompensar pelo básico. Eu nunca fui um gênio, mas, ao me comparar com colegas que eram recompensados por não ficarem de recuperação, eu tentava obter recompensas quando me destacava. Minha mãe sempre me dizia que, assim como se espera que um adulto trabalhe para ser útil e desempenhe o seu melhor, o que se espera de uma criança em idade escolar é que ela dê o seu melhor em aproveitar o que a escola oferece. Mesmo quando tirava nota 10 em História, eu escutava: "Não fez mais que a obrigação". Hoje, faço questão de educar meus pacientes e alunos a enxergar sair do sedentarismo da mesma maneira. Aprendemos pela repetição.

Como já é de praxe neste livro, preciso demonstrar como éramos no nosso passado, em relação ao movimento físico, para que você entenda que, apesar de termos normalizado o sedentarismo, esse não pode ser um comportamento aceitável. Se antes a vida era difícil e cheia de desafios físicos, hoje, você já sabe, somos cactos que se mudaram para a floresta tropical. E acho extremamente útil enxergar que existe um preço mínimo que nós, seres humanos modernos, devemos pagar por viver em tempos tão confortáveis.

A verdade é que ser sedentário é o novo normal. E, como você já aprendeu desde o Capítulo 5, ser normal não significa ser saudável. Existem incontáveis benefícios que a prática da atividade física pode nos trazer. Nosso maquinário não foi feito para ficar parado. Ao final deste capítulo, espero que você entenda que existe um básico a ser feito – nada mais que a sua obrigação para manter a jiboia longe. Embora existam inúmeras estratégias eficientes, selecionei as minhas preferidas não só por serem comprovadas pela ciência, mas também por serem as que meus pacientes reais estão dispostos a colocar em prática, valendo tanto para os que já estão com o metabolismo quebrado quanto para os saudáveis que buscam prevenção, mas que estavam sedentários.

NÃO EXISTE SAÚDE NO SEDENTARISMO

Exercício é uma forma de aplicar estresse no seu sistema. Para mexer o corpo em qualquer direção, precisamos contrair nossos músculos. O sinal emitido pelos nossos músculos ativa mecanismos de sobrevivência para aumentar a produção de energia, carregar mais oxigênio, melhorar a circulação. Todo esse estresse agudo provoca uma liberação de várias substâncias com efeitos que vão muito além do que você acha que sabe sobre o assunto.

Antes a natureza selvagem nos impunha desafios que não eram opcionais. Errar uma flecha podia resultar em três dias sem ter o que comer, e passar o dia procurando comida, empurrando troncos de árvore ou arrastando o almoço por quilômetros – nada disso era opcional.

Vivemos contaminados pela mentalidade de evitar o estresse a qualquer custo e, por isso, a maioria escolhe não se dar ao trabalho. Ou até tenta, a partir do dia 1º de janeiro, mas, antes do Carnaval, já abandonou as metas do ano-novo. Falta persistir.

E eu quero ajudar você. A seguir você vai encontrar a linha de raciocínio necessária para que não desista enquanto não conseguir estabelecer uma rotina que funcione, e, assim, possa colher todos os benefícios que estão em jogo.

Mexa-se! **169**

O MUNDO ESTÁ PARADO – E VOCÊ?

Primeiro, precisamos deixar claros alguns conceitos. Você acha que atividade física e exercício físico são a mesma coisa? Muita gente confunde, mas não são a mesma coisa.

Então, vamos esclarecer: exercício físico abarca movimentos corporais planejados, estruturados e repetitivos, que você faz intencionalmente, como ir à academia, praticar voleibol, pedalar, fazer HIIT etc.[2] Já atividade física inclui não apenas o exercício, mas também qualquer movimento corporal que exija a contração dos músculos e aumente o gasto de energia. Por exemplo: hoje, antes de ir para uma reunião on-line, mesmo usando salto alto, fui ao mercado e optei por subir as escadas carregando as compras, que estavam pesadas. Nesse processo, não fiz nenhum "exercício" programado, mas definitivamente me envolvi em atividade física. Assim, até ações simples, como estender roupas no varal, limpar a mesa ou remover manchas da parede, são formas de atividade física.

Essa distinção é determinante. Entender essa diferença pode mudar completamente a nossa percepção sobre como estamos nos movimentando no dia a dia. É uma métrica realmente útil para avaliar nossa atividade física geral, pois tanto o exercício como a atividade física são benéficos para a saúde física e mental.

Lembra-se daquele estudo com as camareiras que comentei lá no Capítulo 4? Elas não estavam necessariamente fazendo exercícios estruturados, mas já eram muito ativas devido à natureza de seu trabalho. Logo, elas não eram sedentárias.

O que nos leva ao conceito de sedentarismo... Você sabe se você é sedentário?

Você deve estar pensando que fazer pilates duas vezes por semana é o bastante, não é? Ou caminhar por uma hora nos fins de semana? Muitos pacientes chegam ao consultório afirmando que não são sedentários, por causa de uma rotina desse tipo. Apesar de pilates e caminhada serem práticas excelentes, a semana tem sete dias. E aí, nos outros dias, o que você faz? Nada mais? Nenhuma caminhada ou musculação?

A questão é que precisamos de um pouco mais para realmente fugir do sedentarismo. Segundo a Organização Mundial da Saúde (OMS), adultos precisam praticar um total de 150 a 300 minutos de atividade física moderada por semana ou 75 a 150 minutos de atividade física vigorosa[3] por semana (ou uma combinação equivalente).[4] (Essa orientação lhe parece um tanto vaga? Infelizmente, é mesmo. Mas vou ajudar você a entender, e serei mais específica ao longo do capítulo.)

Você se surpreendeu com o fato de que os seus 40 minutos de caminhada do domingo ou seu pilates duas vezes na semana não o tiram do grupo dos sedentários? Bem, saiba que você não está sozinho nessa estatística. Na verdade, mais pessoas do que o razoável estão nela, infelizmente. Para os que passam o dia todo sentados diante do computador, compensar apenas duas vezes por semana indo por 45 minutos à academia parece um tanto insuficiente sob esse ponto de vista, não?

Um estudo[5] bem recente da OMS, que saiu na revista *The Lancet Global Health*, trouxe à tona um dado preocupante: 1,8 bilhão de adultos ao redor do mundo, ou seja, 31%, não está praticando a quantidade recomendada de atividade física. Não é apenas uma questão de se estar em forma; estamos falando de riscos bem sérios, como doenças cardíacas, diabetes tipo 2, demência e até câncer.

As mulheres lideram esse ranking de sedentarismo, com 34% delas abaixo do nível de atividade física ideal, contra 29% dos homens. E, em alguns lugares do mundo, essa diferença chega a impressionantes vinte pontos percentuais. Além disso, as pessoas com mais de 60 anos também estão pegando mais leve do que deveriam, demonstrando que todas as faixas etárias precisam se mexer mais. A OMS alerta ainda: se esse cenário não mudar, podemos ter meio bilhão de pessoas lidando com doenças crônicas até 2030 por conta da falta de exercício.[6]

No Brasil, o sedentarismo também se mostra um desafio, conforme apontado pela pesquisa Covitel 2023.[7] Somente 31,5% da população brasileira atinge aquela meta de 150 minutos semanais de exercícios físicos de intensidade moderada a alta recomendada pela OMS.

A LEI DO MÍNIMO ESFORÇO FUNCIONAVA NO PASSADO; HOJE, NÃO MAIS

Eu sei, você já deve ter começado e parado inúmeras vezes alguma atividade física nova. Quantas matrículas de academia sem uma rotina de sucesso? Existe uma lacuna entre a intenção das pessoas de se exercitarem e realmente executarem a ação em si. Temos até um nome científico para isso: "Paradoxo da atividade física". Acho esse paradoxo útil para acalmar os corações frustrados dos que tentam sair da inércia, mas não conseguem.

Preferir o sofá a colocar uma roupa para se exercitar não é uma escolha incomum para a nossa biologia. Apesar de nossos antepassados se movimentarem bastante, fazendo longas caminhadas, caçando, cultivando etc., tendíamos desde lá a evitar esforços físicos desnecessários para conservar energia. Era questão de sobrevivência. Um estudo[8] da Universidade de Genebra explorou essas raízes evolutivas, analisando a influência do cérebro na manutenção de uma rotina de exercícios físicos. Os pesquisadores descobriram que o cérebro emite sinais para que o corpo poupe energia, evitando a atividade física. Isso seria um vestígio desse reflexo antigo de primar pela inatividade como uma estratégia certeira para conservar calorias.

Embora os tempos confortáveis tenham chegado, esse mecanismo persiste inalterado. É normal não querer voluntariamente sair da sua cama confortável em um dia chuvoso para ir transpirar carregando um peso desconfortável. Essa tendência explica parcialmente por que muitas pessoas não adotam um estilo de vida ativo – mas não pode ser utilizada como desculpa para justificar uma vida sedentária.

É claro que o contexto contemporâneo não ajuda: além da mentalidade de que qualquer estresse é negativo, tarefas que exigiam muito esforço físico e trabalho mental hoje podem ser resolvidas com apenas um toque no celular. De novo, tudo muito confortável. **É preciso ter clareza da nossa tendência à inércia, tomando uma decisão absolutamente racional e teimosa de não sucumbir 100% do seu dia às forças confortáveis da vida moderna.** Devemos ter a mentalidade correta para implementar estratégias eficientes para superar essa predisposição cerebral e nos exercitarmos.

Assim como não questionamos hábitos, como tomar banho e escovar os dentes, também não o deveríamos fazer quando o assunto é nos mexer. Agora que você entendeu nossa raiz evolutiva, percebe que esperar pela inspiração para sair para treinar é um plano muito ruim e inocente? Chega a ser quase infantil. Basta pensar na sua rotina frenética de trabalho mental e em quão esgotado você chega em casa para entender que, se esperar um dia bom acontecer na sua semana, em que se sinta motivado para treinar, talvez permaneça mais uma década escolhendo o seu sofá no máximo do seu conforto.

ATIVIDADE FÍSICA, METABOLISMO QUEBRADO E REVISÃO DO CARRO

Hoje, o movimento é opcional; por isso, a nossa contração mínima de músculos ao longo do dia reduziu drasticamente. Isso traz consequências sérias, com impacto direto nas nossas pequenas usinas de energia: as mitocôndrias – lembra-se delas? Temos falado desse tópico ao longo de todo o livro, tamanha sua relevância quando se trata de metabolismo.

Mas qual a relação da atividade física com a nossa saúde metabólica? Por que ser ativo melhora o nosso metabolismo?

É bem sabido que a falta de atividade física leva à disfunção mitocondrial. Neste ponto do livro, você também já foi educado para saber que o mal funcionamento das mitocôndrias é onipresente nas doenças mais frequentes da sociedade moderna: diabetes tipo 2, doenças cardiovasculares, síndrome metabólica, câncer e doença de Alzheimer. Partindo de todas essas afirmações (Uau! Veja quanto você já sabe mais que a maioria!), agora posso explicar como o exercício nos protege em nível celular. O exercício, assim como o jejum, é um tipo de estresse controlado que, em vez de causar danos, ativa mecanismos de reparo e manutenção no corpo. Um desses processos é a mitofagia, que remove mitocôndrias danificadas, e o outro é a biogênese mitocondrial, que estimula a criação de novas mitocôndrias saudáveis. Isso significa que o exercício, assim como o jejum, não só promove o uso eficiente da energia, mas ajuda a "reconstruir" mitocôndrias danificadas, o que é fundamental para combater problemas, como a resistência à insulina.

Você também já consegue concluir que, por todos esses motivos, a protagonista do metabolismo é a mitocôndria. Em geral, uma mitocôndria que funciona bem é um sinal de saúde e de flexibilidade metabólica – o contrário da síndrome metabólica.

Veja que o método não se chama **Mitoflex** à toa.

Por que você leva o seu carro para revisão? Já pensou nisso? É chato atrapalhar a sua rotina, porém você sabe que reparar peças danificadas prolonga a vida do seu carro funcionando bem; assim, ele é útil por mais tempo, sem dar dor de cabeça. Você faz isso pelo seu carro, mas não pelo seu corpo! Imagine só que contrassenso.

A diferença é que conseguimos descartar um carro disfuncional para o ferro-velho e trocar por outro. Como não nos resta essa opção com o nosso corpo, a equação é a seguinte: ou cuidamos dele, ou nosso maquinário começa a dar dor de cabeça antes da hora. A atividade física é a garantia de que seu maquinário passa por uma revisão regular para que não só seu corpo dure mais, mas funcione bem, sem dor de cabeça. Por isso o movimento é essencial para a saúde e longevidade: prolongamos o nosso tempo de vida com qualidade e sendo úteis.

Com isso, você acaba de compreender dois importantes conceitos muito estudados na medicina: o *lifespan* (quanto tempo você vive) e o *healthspan* (quão bem você vive). Imagine que você compra um carro com muito cuidado e fazendo a devida pesquisa de mercado. Depois de adquiri-lo, não lê o manual de instruções e ignora todas as revisões. Põe qualquer combustível apenas se baseando no preço, independentemente de o posto de gasolina aparentar vender um combustível suspeito. E aí torce, apenas com pensamento positivo, para que o seu carro dure bastante. Alguns dão sorte. Mas não a maioria.

Normalmente, muito antes de um carro parar completamente de funcionar ele começa a apresentar diversos circuitos com mal funcionamento. Hoje, com tecnologia de ponta, já começamos a desvendar quais seriam essas primeiras peças que começam a mostrar defeitos no metabolismo humano. São alterações microscópicas que as pessoas ainda saudáveis começam a apresentar por não levarem o próprio corpo à revisão. Adivinhe onde esses primeiros problemas acontecem? *Bingo!* Mitocôndrias.

Uma pessoa saudável (que gabaritou o Capítulo 5), porém sedentária, já tem bugs nas mitocôndrias. O renomado cientista Iñigo San Millán descobriu que, mesmo em pessoas saudáveis, mas que são sedentárias, já é possível encontrar um problema específico nas mitocôndrias: a quantidade de receptores de piruvato na superfície das mesmas já é menor![9] Esses receptores funcionam como "tobogãs", permitindo que as gorduras entrem nas mitocôndrias para serem queimadas e transformadas em energia. Quando uma pessoa saudável não se exercita, ela tem menos desses "tobogãs", o que faz as mitocôndrias queimarem menos gordura. Por acabarem dependendo só de queimar glicose, acabam sobrecarregando o sistema e acumulando mais lactato no sangue.[10]

Portanto, a meta é manter a nossa flexibilidade metabólica (**Mitoflex**), que é a capacidade do corpo de alternar entre diferentes fontes de combustível (glicose e ácidos graxos) de acordo com a disponibilidade de nutrientes e a demanda energética. Esse sistema, quando funciona bem, alterna o uso de maneira eficiente entre:

- **Usar carboidratos** (**glicose**) quando necessário (durante atividade física mais intensa).
- **Recorrer a gorduras** (**ácidos graxos**) quando em repouso, em atividades moderadas na zona 2 (vamos falar sobre isso) ou em jejum.

Pessoas metabolicamente flexíveis são capazes de usar essas duas rotas de forma otimizada; utilizando a energia de forma mais eficiente, também são eficientes em clarear o lactato.

Quanto mais saudáveis e eficientes forem suas mitocôndrias, melhor será sua capacidade de queimar gordura e produzir energia. Em contraste, pacientes com síndrome metabólica e resistência à insulina têm mitocôndrias que funcionam mal, o que explica a falta de disposição e o acúmulo de gordura em locais errados. É como se o interruptor metabólico estivesse emperrado no modo "queima de glicose", pois deixou de ser flex. Até em repouso essas pessoas trabalham de modo ineficiente, acumulando lactato e demonstrando sinais de sobrecarga. Esse padrão é mensurável no sangue, onde detectamos maiores níveis de lactato em repouso. Já no músculo podemos detectar, com o microscópio eletrônico, um acúmulo acima do normal de gotículas de gordura de má qualidade e de maneira desorganizada. Esse é um sinal microscópico inicial de disfunção metabólica que pode surgir até vinte anos antes de uma doença se manifestar. Está associado à redução da função mitocondrial, à inflamação e à resistência à insulina, contribuindo para o desenvolvimento de doenças metabólicas como o diabetes tipo 2. Em condições normais, essas gotículas (os IMCLs – lipídios intramiocelulares) funcionam como uma fonte eficiente de energia, especialmente em indivíduos treinados, como atletas de resistência.

A boa notícia é que podemos treinar nosso maquinário para aprender a queimar melhor a gordura através de duas modalidades de treino: o cardio (treinamento cardiovascular) e a musculação (treinamento de força). O **cardio** envolve atividades como corrida, caminhada, ciclismo e natação. Sua prática regular aumenta o condicionamento e a resistência, fortalecendo o sistema cardiovascular, ajudando a melhorar a saúde do coração e a eficiência dos pulmões. Já a **musculação** fortalece os músculos e melhora a composição corporal. Ambos são importantes e complementares para a saúde. E, antes que você me pergunte qual é o melhor, já respondo: os dois são fundamentais. A seguir, você vai entender como eles podem beneficiar você e por onde começar.

TREINAMENTO AERÓBICO – O FAMOSO CARDIO E A DOSE DE ESTRESSE IDEAL PARA O METABOLISMO

O que mais me anima em escrever sobre isso é que, desde que coloquei esse conhecimento em prática, sugerindo-o aos meus pacientes, vi que é uma maneira fácil de começar para quem está sedentário. O objetivo aqui não é esgotar o assunto sobre zonas de treinamento, mas fornecer um direcionamento eficiente para começar a treinar na zona específica que trará ganhos mais robustos em termos de reabilitação metabólica.

Você se lembra de que, para ser flexível, mudamos o combustível para nos adaptarmos à demanda? Pois bem. Um exercício aeróbico pode variar de um esforço leve (uma caminhada no parque) até esforços muito intensos (aqueles 100 metros rasos aos quais você assistiu nas Olimpíadas). Cada uma estimula o corpo de maneiras distintas.

Para organizar essas diferentes intensidades de exercício aeróbico, nós as dividimos em zonas de 1 a 5. Nas zonas mais baixas, por exemplo, o corpo prioriza o uso de gorduras como principal combustível, com pouca produção de lactato. Já nas intensidades mais altas, como nas zonas 4 e 5, o corpo recorre mais ao uso de carboidratos e passa a acumular mais lactato do que é capaz de usar.

O pesquisador Iñigo San Millan sugere que, embora o treinamento em todas as zonas seja importante, o treinamento da zona 2 precisa ser uma das partes mais importantes de qualquer programa de treinamento.[11] Permanecer nessa zona durante o treino é determinante para melhorar a flexibilidade metabólica. Nessa zona específica, que é de esforço moderado, existe um exigência máxima das mitocôndrias em queimar gordura antes de mudar a necessidade delas, passando a utilizar carboidratos e começando a queimar o lactato.

COMO VOCÊ PODE COMEÇAR?

Imagine que você acabou de ler este capítulo e já quer fazer uma caminhada em um terreno inclinado pelas ruas do seu bairro. O jeito mais simples é ajustar o seu esforço de modo que ele seja moderado. Se você está na rua, pode apertar o passo e andar mais rápido ou escolher a rota com mais ruas inclinadas. Existem várias outras maneiras de praticar esse tipo de exercício aeróbico. Se está na esteira, consegue regular a inclinação e aumentar a velocidade. Caso esteja na bicicleta ergométrica, pode aumentar a carga ou pedalar mais rápido. Mesma coisa para escada, elíptico, remo.

COMO SABER SE ESSE ESFORÇO ESTÁ MODERADO NA MEDIDA?

Você pode notar de três formas: sensação de esforço percebida, frequência cardíaca e limiar de lactato.

Imagine que você está caminhando com uma pessoa. Pela sua **sensação de esforço percebida**, de um esforço fácil, você consegue contar sua vida em detalhes na conversa. Em um esforço moderado (a faixa na qual você quer se manter), sua respiração se acelera, mas ainda é possível falar algumas frases, tais como "Vamos virar nessa rua aqui, menos íngreme?", ou comentar alguma coisa breve, como "Vamos sair para almoçar depois dessa caminhada?", mas você precisa de pausas para respirar, e por isso não vai querer prolongar uma conversa. É necessário ser desconfortável (olha ele aí de novo), mas nem tanto a ponto de fazer você perder o fôlego. Só porque sua intensidade inicial da zona 2 está em um nível, não significa que ela permanecerá lá indefinidamente; por isso, ao longo do treino você pode precisar reduzir a velocidade ou diminuir a carga ou a inclinação para se manter nessa zona. Já em um esforço difícil (além da zona desejada) fica difícil falar mais de algumas palavras; sua respiração fica bem acelerada e a fala é complicada.

Para guiar-se pela **frequência cardíaca**, é preciso ter um monitor de frequência cardíaca. Esse dispositivo simples é uma ferramenta valiosa que não apenas orienta seu treinamento, mas pode ajudar a aprimorar o seu treino e a permanecer na faixa de queima de gordura. Sem medições objetivas, é fácil se enganar pensando que está tudo bem com o treinamento. Portanto, além da sensação percebida de esforço (que é sempre importante), usar o frequencímetro é ideal para sustentar treinos nessa zona. Os de pulso dos relógios são bons, mas as fitas cardíacas são ainda mais precisas. Se você tem acesso a algum desses dispositivos, vou ensiná-lo a encontrar a sua faixa de treinamento ideal para buscar se manter nela durante o treino (do mais fácil para o mais trabalhoso e preciso).

1. Se for para usar alguma fórmula, prefiro utilizar a criada pelo Dr. Phil Maffetone em vez daquela mais famosa ("220 − idade"). Eu a uso no consultório com todos os pacientes que não sabem sua frequência cardíaca máxima real. A fórmula MAF (*Maximum Aerobic Function*) é uma abordagem simples para estimar a frequência cardíaca ideal para treinar dentro da zona aeróbica máxima, otimizando a queima de gordura.

Gosto mais dela, pois é acessível e excelente para ser utilizada por iniciantes, amadores e pessoas sedentárias que não têm acesso ao teste ergoespirométrico. Ela não está associada ao VO_2máx, ao limiar de lactato ou a outras medidas mais precisas, mas fornece um valor seguro contra lesões e sobrecarga, tendo sido testada por anos por esse médico tanto em atletas de *endurance* quanto em pessoas com resistência à insulina que precisam melhorar sua capacidade de queimar gordura. Além de utilizar a idade, ela ajusta o cálculo de acordo com o estado de saúde do indivíduo.

Fórmula MAF: 180 - sua idade = frequência cardíaca estimada no alvo.[12]
OBS: para maiores de 16 anos

Ajuste de fórmula:
- **Subtraia dez batimentos se:** você tem ou está se recuperando de uma doença grave (doença cardíaca, alguma cirurgia ou internação hospitalar), se está em reabilitação ou no estágio 3 (crônico) de *overtraining* (esgotamento), ou não treina regularmente há mais de dois anos.
- **Subtraia cinco batimentos se:** você estiver sedentário ou não estiver treinando com regularidade; se você se exercita regularmente, mas está se recuperando de uma pequena lesão ou doença; se estiver lesionado, tiver regredido ou não tiver melhorado seu tempo nos treinos ou em provas; se vive com resfriados, gripes ou outras infecções várias vezes por ano; se tiver asma ou se estiver no estágio 1 ou 2 de *overtraining*.
- **Mantenha o valor original (180 - idade) se:** você tem treinado consistentemente (pelo menos quatro vezes por semana) por até dois anos sem nenhum dos problemas mencionados anteriormente, como problemas de saúde ou lesões.
- **Adicione cinco batimentos se:** você treina regularmente há mais de dois anos sem problemas de saúde significativos e tem melhorado seu desempenho, sem sofrer lesões.

Exemplo de cálculo: 180 - 40 = 140 bpm

Se essa pessoa se exercita regularmente, mas teve uma lesão recentemente, ela deveria subtrair cinco batimentos, ajustando a frequência cardíaca-alvo para: 140 - 5 = 135 bpm. Esse valor representa a frequência cardíaca aproximada na qual o indivíduo deve buscar se manter para treinos de baixa intensidade e longa duração. Se treinar muito abaixo, está mobilizando pouca gordura. Se treinar muito acima, exigirá outro sistema de energia da mitocôndria.

2. Se você sabe a sua frequência cardíaca máxima real (FCmáx, a frequência mais alta que o seu relógio ou frequencímetro já registrou), a zona 2 corresponde a 70-85% dessa frequência cardíaca máxima.

Exemplo de cálculo: 188 é a FC mais alta registrada durante treinos ou provas do indivíduo
188 × 70% = 130 bpm
188 × 85% = 160 bpm

Essa faixa, de 130 a 160 bpm, representa a frequência cardíaca aproximada na qual o indivíduo deve buscar se manter para treinos de baixa intensidade e longa duração.

Obs.: em dispositivos como o Garmin, a zona 2 da qual estamos falando aqui corresponde à zona 3 e à metade da 4. Portanto, para não ficar confuso, sugiro que faça os cálculos como demonstrados aqui.

3. O método mais confiável, que não depende de estimativas generalizadas para encontrar a frequência cardíaca máxima, é o teste ergoespirométrico, feito com acompanhamento médico e monitoramento adequado. Durante esse teste, na esteira ou bicicleta ergométrica, o indivíduo é submetido a intensidades progressivas de velocidade até chegar ao limite de sua capacidade física, e é monitorado quanto à sua frequência

180   A ciência do desconforto

cardíaca em tempo real. Com o uso de uma máscara, também são analisados quanto de CO_2 foi exalado e quanto de O_2 foi consumido até a exaustão. Dessa forma, é obtida a frequência cardíaca máxima FCmáx real do indivíduo. Uma vez determinada a sua FC máxima no teste, o cálculo é feito exatamente como o demonstrado no item anterior.

Exemplo de cálculo, após determinada a FCmáx obtida no teste de 190 bpm:
188 x 70% = 133 bpm
188 x 85% = 162 bpm

Esta faixa 133 a 162 bpm representa a frequência cardíaca aproximada na qual o indivíduo deve buscar se manter para treinos de baixa intensidade e longa duração.

Como nesse teste os gases são analisados através da máscara, é possível identificar o FATmax, o ponto dentro da zona 2 em que o corpo está oxidando a maior quantidade de gordura e pode ser ajustado para garantir que o indivíduo esteja treinando na intensidade correta para maximizar a queima de gordura e melhorar a função mitocondrial.

QUANTAS VEZES POR SEMANA PRATICAR? POR QUANTO TEMPO?

O Dr. Iñigo San Millán acredita que a dose mínima eficaz seja de três horas por semana, e recomenda que nenhuma sessão tenha menos de 45 minutos. Essa é uma estimativa empírica, mas palpável o suficiente, dada a experiência prática que ele tem ao treinar atletas de elite. Para os meus pacientes sedentários, nunca começo prescrevendo tudo isso; duas vezes de 45 minutos ou três vezes de 30 minutos costumam ser um bom começo, e é o máximo que vou fornecer de recomendação aqui neste capítulo.

Tenho pacientes que sei que não estão dispostos a começar assim, por isso é útil termos outras opções na manga. É aí que entra o treinamento

Mexa-se! **181**

intervalado. Para indivíduos que não têm tempo e motivação, exercícios de duração mais curta são mais convenientes – eu mesma uso muito esse recurso em viagens, pois é uma excelente maneira de não abandonar o barco e ainda aproveitar o tempo com a família.

Existem muitas evidências para vários protocolos diferentes mostrando que o exercício de alta intensidade também é uma estratégia eficiente para melhorar a saúde cardiorrespiratória e metabólica.[13] Um protocolo extraído de um estudo com pacientes diabéticos contava com um treino feito na bicicleta ergométrica, com dez tiros de 60 segundos pedalando e uma frequência cardíaca ~90% da FC máxima (que você já aprendeu aqui), intercalados com 60 segundos de descanso. Esse treino era repetido três vezes por semana e resultou em melhora da glicemia e aumento da eficiência mitocondrial. Você pode fazer isso na esteira, na rua, sozinho, com a ajuda de um personal... Enfim, existem muitas possibilidades.[14]

CARDIO OU MUSCULAÇÃO? DUAS MÉTRICAS IGUALMENTE IMPORTANTES

Antes de fechar a janela do treinamento cardiovascular, sei que existe a turma da musculação que detesta o cardio e não compreende quão importante é praticar regularmente essa modalidade de treino. E existe a turma do cardio que também acha ser suficiente ser bem-treinado e evitar a musculação. Se você está sedentário, realmente sugiro que escolha uma das duas modalidades para começar, mas com a plena ciência de que uma boa meta a ser atingida é progressivamente encaixar as duas modalidades de modo regular em sua rotina semanal.

Se você é um mortal e, assim como eu, só deseja se exercitar para ter saúde por mais tempo, existem duas métricas importantes para determinar saúde. Sugiro que faça a si mesmo estas duas perguntas: *Como está minha aptidão cardiovascular? Como está a minha massa magra?*

Sabemos que essas duas perguntas importam porque, quando essas taxas estão ruins, indicam maior risco de mortalidade. Quanto mais aptidão cardiorrespiratória você tem (Vo_2) e quanto mais adequada for sua massa muscular, menor o seu risco de morte por todas as causas.[15]

Você cuida do seu carro, mas não do seu corpo! Imagine só que contrassenso.

A CIÊNCIA DO DESCONFORTO
@DRA.MAIRASOLIANI

PERGUNTA NÚMERO UM: TENHO BOA APTIDÃO CARDIORRESPIRATÓRIA?

Sabe o teste ergoespirométrico que mencionei? Além da FCmáx, esse teste fornece um dado valiosíssimo chamado VO_2 máximo. Aquela máscara que analisa os gases trocados durante o teste mede a quantidade máxima de oxigênio que uma pessoa consegue usar durante o exercício em seu esforço máximo.

Esse VO_2 máximo é uma medida bastante aproximada da nossa aptidão física. Um estudo de 2018 fez testes em esteiras em 120 mil adultos e observou a associação entre mortalidade por todas as causas de acordo com o resultado obtido no exame. Os participantes foram acompanhados por mais de oito anos após o teste. Os resultados mostraram que as pessoas que tinham os melhores resultados nos testes de esteira (os 2,3% no topo, chamados de grupo "elite de aptidão cardiovascular") apresentavam menor risco de morrer por problemas do coração ou qualquer outra causa. Em contraste, as pessoas que tiveram os piores resultados (os 25% de baixo, chamados de grupo "abaixo") apresentavam mais de cinco vezes mais chance de morrer do que as do grupo de elite. Os resultados também indicaram que as pessoas com pior condição física tinham mais problemas de saúde, como pressão alta e diabetes – condições menos comuns naquelas mais bem-preparadas fisicamente. Percebe o abraço da jiboia nas pessoas sedentárias?

Mitocôndrias eficientes e em bom estado são decisivas para a produção de energia durante o exercício, e um Vo_2 máximo elevado é um forte indicador dessa eficiência.

O médico Peter Attia,[16] ao comentar esse estudo, fez uma comparação prática muito útil. Ter aptidão física abaixo da média e passar para acima da média por meio de treinamento regular de exercício aeróbico, em termos de diminuição de risco de mortalidade, é mais benéfico em termos matemáticos do que um fumante quando para de fumar (e essa redução de risco todos conhecem quão importante é). Portanto, é uma vantagem inegável sair desse grupo de baixa aptidão.

O lado positivo é que a aptidão cardiorrespiratória é treinável. Tanto a zona 2 quanto o treinamento intervalado que mencionei são formas práticas de escalar e melhorar seu VO_2max, não importa a sua idade. Manter ou melhorar o VO_2max através da prática de atividades físicas regulares é sinal de que a estratégia está sendo eficaz em promover eficiência mitocondrial e prevenir doenças relacionadas ao envelhecimento.

À medida que envelhecemos, infelizmente perdemos bastante dessa aptidão cardiorrespiratória (em média 10% por década, e, após os 50 anos, tal perda chega a 15% por década).[17] Portanto, o objetivo aqui é atenuar essa queda, e não tentar vencer a ordem natural da vida. Alinhar expectativas é fundamental.

Há um motivo para a atividade física ser prescrita por médicos há séculos. As evidências[18] são irrefutáveis e apoiam tanto a atividade física quanto o exercício para prevenção e tratamento de doenças crônicas, como as cardiovasculares, diabetes tipo 2, declínio cognitivo e muitos tipos de câncer, ao mesmo tempo que fortalecem o sistema imunológico, a saúde, a longevidade e a resiliência.

Uma observação importante em relação à minha prática de consultório é o fato de que eu considero o ergoespirométrico útil quando o paciente já saiu do sedentarismo, quando o treino já virou hábito e ele já está ávido por melhorar e avançar na prática. Enquanto o básico ainda não estiver sendo feito por pelo menos três meses, não costumo pedir um ergoespirométrico.

PERGUNTA NÚMERO 2: MINHA MASSA MAGRA ESTÁ ADEQUADA?

Para entender sua composição corporal e avaliar sua massa muscular, volte ao Capítulo 5. Na sua avaliação de massa magra no DEXA, você quer saber quanto de músculo tem nos braços e pernas, e depois dividir esse valor pelo quadrado da sua altura. Esse resultado é um índice que já costuma vir calculado na maioria dos exames – o Relative Skeletal Muscle Index (RSMI). Valores inferiores a 7 kg/m² para homens e 5,5 kg/m² para mulheres confirmam o diagnóstico de baixa massa magra na investigação da sarcopenia,[19] e essa métrica é muito importante. Nessa metanálise de estudos,[20] pessoas com sarcopenia apresentaram risco relativo 60% maior para morte em comparação aos com massa magra adequada.

Quantidade de músculo abaixo do ideal leva à disfunção metabólica e à fragilidade, condição que pode limitar a qualidade e a duração da vida.

Assim como acontece com a aptidão cardiovascular e a densidade dos ossos, não é possível evitar esse processo, porque ele faz parte natural do envelhecimento, mas com atividade física de força regular conseguimos atrasar e atenuar essas perdas. Aquela máxima do "use ou perca".[21 22]

Além dos benefícios físicos visíveis, a musculação contribui significativamente para a saúde metabólica: um músculo parado é mais resistente à insulina. Esse é um fenômeno tão fortemente observado, que a piora da resistência à insulina com o avanço da idade pode não ser atribuída ao envelhecimento, mas associada **à inatividade física**, que aumenta com a idade e com o ganho de peso.[23]

Quanto menos movemos nosso corpo, menos trabalhamos nossos músculos. E os nossos músculos parados são uma grande fonte de inflamação, o que os torna resistentes à insulina. Eu não estou falando aqui de ficar na cama de um hospital, não. Estou falando de ficar horas sentado na cadeira olhando para um computador (como eu enquanto escrevo este livro).[24] Ficar duas horas na frente do computador antes da hora do almoço (olá, vida moderna!) eleva sua resposta do açúcar no sangue em quase 45% (é radical a esse ponto!) em comparação a permanecer esse mesmo tempo, ainda sentado, porém fazendo pequenas pausas frequentes.[25] Para cada vinte minutos sentado, uma pausa de dois minutos pode proporcionar benefícios únicos. Ficar sentado por muito tempo está, com frequência, associado à resistência à insulina.

Quando falamos em regular açúcar no sangue, a quantidade de músculos também importa, pois os músculos são um reservatório fundamental (o principal) para acomodarmos todo o açúcar da corrente sanguínea. Eu tenho pacientes pré-diabéticos que são magros, porém sarcopênicos. E eles ficam surpresos quando, em vez de prescrever jejum, foco toda a estratégia no ganho de massa muscular. Um dos sintomas de quem tem baixa massa muscular é excesso de glicose no sangue, hemoglobina glicada alta. Isso mesmo. Quanto menos músculo você tem, menos você é capaz de acomodar glicose. Os músculos são o principal órgão capaz de captar e acomodar glicose. Menos músculo, mais glicose sobrando. Sinal de jiboia à espreita.

Como você já pode perceber, o músculo esquelético é muito mais do que apenas um órgão necessário para o movimento. Durante a prática de musculação, os músculos esqueléticos liberam uma grande variedade de substâncias que atuam não só localmente no próprio músculo, mas, ao caírem na corrente sanguínea, interagem com todos os outros órgãos. Isso faz os músculos se comportarem também como um órgão endócrino, liberando as "miocinas", essas várias substâncias que atuam como moléculas sinalizadoras para outras partes do corpo. As miocinas são como mensageiros que se comunicam com diversos tecidos e órgãos do corpo. Um belo exemplo de miocinas está na conversa de músculos com os ossos.

Muitas pessoas, quando pensam em prevenção de osteoporose, vão logo pensando em suplementos de cálcio, mas se esquecem do principal. A musculação é eficaz em aumentar a densidade mineral óssea, o que ajuda a fortalecer os ossos e reduzir o risco de fraturas; ela gera estresse mecânico nos ossos (olha o estresse novamente aqui), estimulando as células de formação óssea. Uma das miocinas mais estudadas com efeitos benéficos à saúde óssea é a irisina. Em resumo, a musculação não apenas fortalece os músculos, mas também desempenha um papel determinante na proteção e manutenção da massa óssea, ajudando a prevenir a perda óssea e a osteoporose.[26]

Com a prática do treinamento de força, é possível não só ganhar músculos, mas também ganhar força muscular (outro parâmetro importante de longevidade). Com isso, garantimos até a aceleração do metabolismo, já que músculos maiores consomem mais energia.

Musculação (ou treinamento de força) envolve uso de pesos (halteres, máquinas ou o peso do próprio corpo) para trabalhar os **músculos**. É importante se comprometer com consistência e contar com um educador físico que monte e supervisione o seu treino. Com 40 minutos, duas a três vezes por semana, é possível trabalhar os principais grupos musculares e obter resultados muito significativos para a sua saúde. Geralmente começar com máquinas é mais fácil que com pesos livres. Comece a treinar devagar e sob orientação. Não adianta querer tirar o atraso de décadas com um plano ambicioso demais. Se você não gosta, garanta o máximo de eficiência na execução do treino para que consiga ir embora o mais rápido possível. Por isso, não se distrair com celular e conversas paralelas pode ajudar muito a cumprir sua obrigação de saúde, liberando você para a sua próxima tarefa.

Mexa-se! **187**

Espero ter mostrado argumentos importantes o suficiente para motivar a inclusão dessa prática na sua rotina semanal. A verdade é que só conseguimos incorporar a atividade física como hábito em nossa vida quando nos mexemos pelos motivos certos.

VOCÊ SE EXERCITA PELOS MOTIVOS CERTOS?

Talvez, neste momento, você esteja pensando que já fez de tudo para conseguir manter o hábito de se exercitar, mas tudo vira empecilho. A chuva, o trânsito, o prazo no trabalho, o cansaço, o dia atribulado...

Olha, tenho sido sincera até aqui, e não é agora que vou mudar. Para essa transformação ser bem-sucedida, há algo essencial a levarmos em consideração: sua mentalidade em relação ao desconforto, claro. E a motivação. Precisamos dar uma boa olhada no que motiva você a fazer exercício físico. O que faz você sair do aconchego do seu lar e ir transpirar? Vimos que, se esperarmos surgir a vontade de nos mexer, nada vai acontecer.

Você já começou a se exercitar com a intenção de perder peso e depois desistiu porque não viu resultados imediatos? Talvez você estivesse se exercitando pelos motivos errados. Muitas pessoas caem nessa armadilha, pois começam a se exercitar pensando somente em uma coisa: emagrecimento.

Eu sei, todos acham que atividade física é ótima para perder peso. Mas já aviso que décadas de estudos[27] deixam bem claro: embora muito benéfica, ela não promove perda de peso significativa. A principal causa do aumento da obesidade é atribuída ao consumo inadequado de calorias, particularmente de açúcar, em vez de à falta de exercício. O exercício faz perder gordura? Sim, em especial a visceral, mas a gordura visceral pesa pouco. Ao mesmo tempo, com o ganho de músculos (músculos pesam mais que gordura), a sua balança talvez fique no zero a zero, ou talvez até aumente, e aí você acha que não faz diferença, e volta para o sofá.

Alguns pesquisadores utilizam uma frase que acho genial: *"You can't out run a bad diet"*[28] (em português, significa que você não pode compensar uma má alimentação apenas com exercícios). Essa frase captura a essência do problema: ignorar as cinco alavancas da alimentação (os 4 Qs e 1 C) e contar apenas com a atividade física para emagrecer é pensar positivo demais. Proporcionalmente, a atividade física contribui pouco para o emagrecimento se comparada à influência da dieta. O ganho de músculos contribui para aumentar o gasto energético basal: mitocôndrias bem-treinadas queimam gordura de maneira eficiente. O que é lamentável é que esses benefícios levam tempo para acontecer, um tempo bem maior do que aquele durante o qual você geralmente persiste frequentando a academia.

Posso comer o que eu quiser e queimar as calorias extras na esteira? Essa é a crença popular mais rentável para quem quer vender esteiras e fatias extras de bolo ou pizza. Só que exercício sozinho não faz milagre para emagrecer. Os malefícios de uma dieta baseada em ultraprocessados não conseguem ser todos neutralizados pela prática regular de atividade física.

Quando pensamos em motivo certo para se exercitar, precisamos ter em mente que a prática está associada à melhor performance mental e à proteção ao cérebro contra envelhecimento acelerado e doenças como Alzheimer e Parkinson. O efeito do exercício tem sido associado à criação de novos neurônios, particularmente no hipocampo, que é vital para as funções cognitivas e a memória. Algumas miocinas são conhecidas por terem efeitos anti-inflamatórios tanto sistemicamente quanto no cérebro em específico. O BDNF gerado pelo músculo – também pela prática do jejum – é um tipo bem conhecido de miocina, promovendo a expressão de genes envolvidos na biogênese mitocondrial neuronal (formação de novas mitocôndrias dentro dos neurônios).[29]

E não para por aí. A atividade física pode ajudar a prevenir a demência.[30] Também ajuda na prevenção e no tratamento de várias condições de saúde mental, incluindo depressão e esquizofrenia. É o que mostra o estudo da OMS de 2019, *Motion for your Mind*.[31]

Praticar atividades físicas pode reduzir o risco de desenvolver depressão em até 45%, e apenas 60 minutos de exercício por semana podem prevenir cerca de 12% dos novos casos dessa doença. O exercício pode ser tão eficaz quanto a terapia cognitivo-comportamental ou medicamentos antidepressivos no manejo de sintomas leves de depressão. Esse efeito também se estende a casos de depressão severa, especialmente quando combinado com tratamentos medicamentosos.

No contexto da esquizofrenia, a atividade física também desempenha um papel de destaque. A falta de exercícios durante a infância e adolescência pode aumentar o risco de desenvolver esquizofrenia, enquanto programas de exercícios estruturados podem melhorar significativamente a qualidade de vida e reduzir sintomas em indivíduos já diagnosticados, além de ajudar a gerenciar os efeitos colaterais dos medicamentos antipsicóticos.

Em relação à demência, manter-se fisicamente ativo não só pode diminuir o risco de declínio cognitivo e doenças neurodegenerativas em até 10% como também melhorar a mobilidade e o equilíbrio, diminuindo o risco de quedas e ajudando as pessoas a manterem sua independência por mais tempo.

Eu já tive uma relação intermitente com a prática de exercícios: alternava entre períodos de atividade e inatividade. Mesmo consciente dos benefícios, frequentemente começava a praticar com grande entusiasmo, mas desistia ao não ver mudanças rápidas na balança. Eu não entendia o conceito de *composição corporal*.

Essa frustração se repetiu até eu compreender que estava me exercitando pelos motivos errados. Quando ajustei minha perspectiva de que os benefícios de me manter ativo iam muito além do emagrecimento, passei a focar a saúde e o bem-estar geral. Eu me empenhei em contar com uma rotina bem-planejada que funcionasse na logística do meu dia, em vez de depender de inspiração. Só assim a prática de exercícios tornou-se um hábito regular e gratificante.

NEM DE MENOS, NEM DE MAIS: NA MEDIDA CERTA!

Lembro que durante a residência médica, um período já naturalmente estressante, eu decidi intensificar ainda mais a rotina, com corridas frequentes. Usava sempre o mesmo tênis e corria em um terreno mal pavimentado. Resultado? Fratura de estresse. Eu estava sobrecarregando meu corpo, usando um remédio na dose maior do que deveria.

Esse exemplo mostra bem que, para todo estímulo de hormese, a dose faz o veneno. O exercício, que é visto como um estresse positivo, também pode se tornar prejudicial se mal administrado.

É essencial encontrar um ponto de equilíbrio: nem ficar parado, nem exagerar. Mas como fazer isso sem ultrapassar os limites e sem ficar aquém do seu objetivo? Por exemplo, uma caminhada relaxante no parque é excelente para manter seu ritmo metabólico e relaxar. Mas, se o seu objetivo é ganhar força ou melhorar a sua aptidão cardiovascular, essa mesma caminhada pode ser insuficiente. A "dose" de exercício varia muito de pessoa para pessoa, por isso é preciso entender o que é fácil demais ou desafiador o suficiente.

Não é necessário um personal trainer apenas para começar a caminhar se você é sedentário, mas, se o seu objetivo envolve metas específicas, como melhorar a capacidade aeróbica ou ganhar força, a orientação de um profissional é essencial. Afinal, os riscos de se exercitar sem acompanhamento adequado vão desde lesões até problemas mais sérios, como ataques cardíacos, especialmente se você não está acostumado com atividade física intensa.

Importante lembrar aqui que descansar após a atividade física é tão importante quanto o próprio exercício. O descanso – que engloba uma boa noite de sono e um dia de descanso entre grupos musculares – permite que o corpo se recupere, se repare e se fortaleça, prevenindo lesões e melhorando o desempenho.

ALINHANDO EXPECTATIVAS

É fundamental alinhar as expectativas quando se trata de adotar a atividade física como parte do tratamento para condições como a síndrome metabólica. Embora a atividade física seja incrivelmente benéfica e importante, não é uma pílula mágica. Ser ativo é determinante, mas não é um remédio milagroso. Existem muitas pessoas que, por desejarem fugir das 5 rédeas da alimentação, investem apenas na atividade física com a crença de que ela sozinha será a reposta para todos os males. Um indivíduo não vai resolver todos os seus problemas de saúde apenas com atividade física.

O exercício físico não é uma solução única e definitiva para todos. Para aqueles com síndrome metabólica, os benefícios do exercício podem demorar mais a serem percebidos – por isso, se você já desistiu antes, lembre-se de que leva tempo. A falta de energia devido à disfunção mitocondrial pode ser um obstáculo gigantesco a ser vencido e, muitas vezes, desmotivar os que esperam resultados imediatos.

Não costumo começar por esse pilar com pacientes bastante fragilizados. Espero a melhora dos níveis de energia melhorando o sono e a alimentação, para então entrar com essa estratégia. Como você pode ver, essa é a arte de ir devagar e sempre, visando ganhos sólidos.

O QUE LEVAR DISSO TUDO?

Não espero que você se torne um grande atleta de elite depois de ler este capítulo, mas que perceba a importância de incluir o movimento e a atividade física na sua rotina, visando a uma melhora da sua saúde. Então vamos a algumas dicas práticas.

Se sua rotina inclui períodos longos sentado:

- **Monitore seu tempo sentado**. Se possível, utilize dispositivos, como rastreadores de atividade física, smartwatches, fitness trackers ou aplicativos de celular que monitoram o tempo sedentário.
- **Faça mudanças na postura**. Evite ficar sentado por longos períodos sem interrupções. Faça pausas curtas a cada 30 minutos para se levantar, esticar ou caminhar. Varie sua postura ao longo do dia. Se seu trabalho permitir, use mesas ajustáveis em altura para alternar períodos de trabalho em pé. Faça snacks de exercícios para quebrar longos períodos sentado diante das telas: os "lanches de exercício" consistem em sessões bem curtas de exercícios vigorosos, com duração de até um minuto, realizadas várias vezes ao longo do dia. Eles são estruturados (curtos e intensos), planejados (exigem alguma antecipação), repetidos consistentemente (devem ser feitos várias vezes ao dia – a cada duas horas, por exemplo) e têm a intenção de melhorar a saúde cardiometabólica. Exemplos incluem

192   A ciência do desconforto

subir rapidamente as escadas para outro andar em um prédio de escritórios ou fazer uma série de polichinelos ou agachamento entre reuniões virtuais. Eu passei a deixar um halter pesado ao lado da mesa do computador. Essa abordagem se mostrou eficiente, bem tolerada e uma maneira prática de melhorar o condicionamento físico e mitigar os efeitos negativos do sedentarismo prolongado.

Os snacks de exercícios são ideais para quem deseja se movimentar, mas não tem tempo ou disposição para longas sessões de treino. Eles não exigem ir à academia, ter equipamentos especiais ou fazer aulas. Basta incorporar atividades intensas e curtas ao longo do dia. Exemplos:

- Realizar agachamentos na cadeira, ou avanços
- Subir escadas vigorosamente por até um minuto
- Fazer polichinelos por até um minuto
- Pular corda por até um minuto
- Fazer flexões por um minuto

O importante é que essas atividades sejam realizadas de maneira intensa, a ponto de dificultar a fala, sem precisar pausar para respirar. A recomendação é fazer essas sessões de até um minuto várias vezes ao dia, (de cinco a oito vezes), de acordo com a disposição e as oportunidades: durante intervalos de trabalho ou enquanto espera algo em casa. Isso contribui para melhorar a aptidão cardiorrespiratória e combater os efeitos do sedentarismo de maneira prática e eficiente.[32]

- **Faça mudanças nas escolhas.** Prefira escadas, escolha ir a pé, faça serviços de casa, estacione o carro mais longe, não aguarde sempre sentado em filas de embarque, carregue sacolas, mexa-se.

Com relação a exercício físico:

- **Incorpore uma atividade física regular.** Pelo menos 150 minutos de atividade física moderada por semana, conforme recomendado

Mexa-se! **193**

pela OMS. Isso pode incluir caminhadas, corridas, exercícios aeróbicos, entre outros. Ou, então, adote 75 minutos de atividade intensa, como o HIIT, por semana. Depois aumente gradativamente intensidade e frequência.

- **Comece imediatamente**. A melhor atividade física é aquela que você consegue começar imediatamente, seja musculação ou cardio. Sem começar, não há ponto de partida para aprimoramento. Faça aquilo que você consegue inserir em sua rotina primeiro. Não se comprometa a fazer natação, por exemplo, se a piscina mais próxima da sua residência/trabalho for contramão para você. Metas realistas são um ingrediente necessário de sucesso.

- **Comece devagar**. Consegue fazer duas vezes por semana? Em que dias você consegue fazer? Se ainda não encontrou respiro na sua rotina de trabalho, comece pelo sábado e domingo. Depois fica mais fácil encaixar só mais um dia no meio da semana. Só então pense em adicionar outras modalidades, como musculação. Se você é do time de cardio, tente começar com a musculação. Se você só faz musculação, tente incluir o cardio. Sim, sempre é possível melhorar o condicionamento – até para quem já não é sedentário.

- **Quebre objeções**. Escreva todos os impedimentos que dificultam a prática da atividade escolhida e, ao lado, como você pode contorná-los. Reavalie essa lista semanalmente para ajustar e solucionar novos obstáculos.

O importante é manter o ritmo e mudar a mentalidade, passando a considerar a atividade física um hábito de higiene: algo que você faz porque é necessário, não porque é agradável. Se você se apaixonar por esse hábito, maravilha. Melhor ainda. Mas, se não for esse o caso, apenas continue acrescentando essas doses de desconforto tendo a certeza de que elas rendem muitos benefícios, como juros compostos.

No próximo e último passo, vamos conversar sobre a nossa saúde mental, identificar o lado ruim do estresse e entender como lidar com ele.

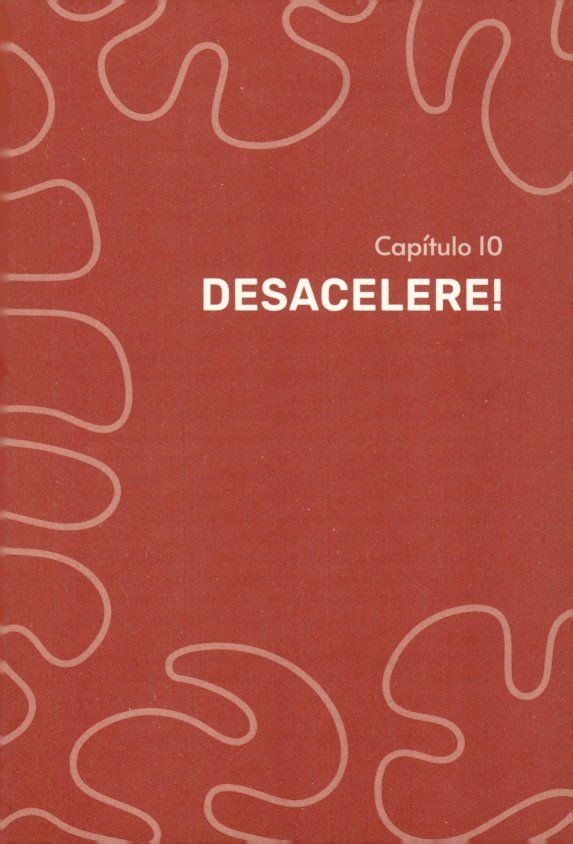

Como a desconexão digital pode salvar nosso cérebro?

> **Quase tudo funcionará novamente se você desconectar por alguns minutos, incluindo você.**
>
> ANNE LAMOTT[1]

Já começo o capítulo confessando: tenho dificuldade em desconectar, parar. E não me orgulho disso. Eu fui há muito absorvida pela cultura da produtividade. Por isso, escrever este capítulo foi bastante desafiador.

Gosto de resolver problemas e me sinto útil fazendo isso, organizando projetos e colocando ordem em casa. Aproveito momentos livres de deslocamento para aprender francês e escutar podcasts sobre medicina no carro, indo para a academia. Estudo enquanto aguardo meu filho na natação. Não existe, para mim, apenas aguardar na fila: enquanto estou em uma, estou sempre pagando contas, resolvendo pendências do consultório. Isso sem contar o período no qual efetivamente trabalho.

Essa é a definição do que Cal Newport chama de "privação de solidão",[2] um estado em que quase não passamos tempo sozinhos, com nossos próprios pensamentos e livres de interferência de outras mentes. Esse tem sido o meu maior desafio, e sei que não estou sozinha nessa – é um fenômeno mundial.

Neste último passo do **Método Mitoflex**, vamos analisar pesquisas e soluções para lidarmos de modo mais saudável com o excesso de estímulos de nossos dias atuais. Eu selecionei reflexões importantes que têm me ajudado a fazer escolhas melhores e intencionais que considero muito eficientes para manter a invasão on-line em nossos cérebros sob controle.

A MORTE DO TÉDIO

Vivemos em uma era hiperconectada, repleta de estímulos e tecnologias fascinantes. O autor Michael Easter[3] foi muito perspicaz ao afirmar que a morte oficial do tédio aconteceu no dia 29 de junho de 2007, com o advento do iPhone. O tédio costumava fazer parte da nossa vida, mas, agora, quando sentimos esse desconforto, temos escapatórias muito fáceis e sem esforço para nos entreter e capturar nossa atenção em nosso bolso o tempo todo (a menos que a bateria acabe).

De fato, passamos por uma revolução tecnológica nas últimas décadas, com uma profunda transformação na sociedade, alterando a maneira como interagimos, consumimos conteúdo e capturamos atenção. Na década de 2010, tecnologias como smartphones e outros dispositivos passaram a ser vistas não apenas como extensões, mas como próteses tecnológicas. Esses itens se tornaram parte integrante de nós, estando constantemente conectados aos nossos corpos.[4]

No mundo, 69,4% das pessoas usam celular e mais de 66% usam a internet; no Brasil, o número chega a 77% da população conectada à rede; com relação ao celular, o número sobe para 105% da população, visto que algumas pessoas têm mais de um aparelho. Quando o assunto é redes sociais, somos o terceiro país que mais as consome no mundo. Estamos mais conectados do que nunca.[5][6][7]

Na era digital, em que a internet se consolidou como palco fundamental para interações sociais, é inegável o seu efeito sobre a nossa saúde. Afinal, nunca estivemos tão ansiosos, tão deprimidos e tão estressados – o lado ruim do estresse, cabe lembrar. Uma em cada oito pessoas no globo vive com algum transtorno mental.[8] E é o Brasil que lidera o ranking global com a maior taxa de ansiedade, afetando 9,3% de sua população. A previsão é que um quarto da população enfrentará algum tipo de transtorno mental ao longo da vida.[9] E nem entramos nos dados das pessoas que sofrem de *burnout*, FOMO, nomofobia...[10]

Esse excesso está alterando a estrutura e o funcionamento do nosso cérebro.

A INTERNET ESTÁ MUDANDO (PARA PIOR) O NOSSO CÉREBRO[11]

Um grupo de pesquisadores descreveu três maneiras pelas quais o uso da internet está modificando o funcionamento do nosso cérebro: a) capacidades de atenção e foco; b) processos de memória; e c) cognição social.

CRISE NA CAPACIDADE DE FOCO E ATENÇÃO: DE QUANTAS JANELAS VOCÊ DÁ CONTA?

Quantas vezes você realiza uma tarefa sem verificar as notificações no celular? Quantas vezes você muda de janela enquanto trabalha no laptop? Vivemos em um mundo no qual a abundância de hiperlinks, notificações e prompts digitais nos empurra para um verdadeiro **malabarismo de mídias**. Isso é o que chamamos de *media multitasking*. Embora possa parecer muito produtivo, saltar de uma aba para outra a cada poucos segundos atrapalha mais do que ajuda. Imagine que você tem a opção de permitir que o seu relógio vibre a cada notificação recebida. Como é possível se concentrar em tarefas que requerem foco contínuo se você se distrai com estímulos irrelevantes? Esse cenário é especialmente alarmante quando pensamos em crianças e adolescentes, cujos cérebros ainda estão em formação. Além disso, a pesquisa sugere que somos capazes de adotar o *media multitasking* a cada 19 segundos! A constante expectativa por novas informações pode realmente nos deixar mais ansiosos, alimentando essa incessante troca de conteúdo. Esse círculo vicioso é impulsionado pelo apelo das novas informações, que parecem oferecer pequenas doses de recompensa, mantendo os usuários sedentos, sempre à procura de mais.

Passe tempo em excesso em um estado de superficialidade e reduzirá permanentemente sua capacidade de imersão no trabalho. Essa atenção fragmentada devora nossa capacidade de contemplação e nos impede de nos aprofundarmos em tarefas difíceis que exigem alto nível de qualidade e que sejam executadas com competência.

Mais uma vez, a ordem hoje parece ser se distrair com o que é superficial para fugir desse tipo de trabalho intelectual desconfortável que é se aprofundar.

DIMINUIÇÃO NOS PROCESSOS DE MEMÓRIA: "JÁ ESTÁ NA NUVEM"

A internet virou uma espécie de extensão da nossa memória. Muitas vezes, relegamos nossas lembranças para a nuvem. E, assim, nossa memória se preenche mais com os caminhos para buscar as informações do que com os próprios dados. Esse fenômeno é conhecido como *memória transacional*. Basicamente, é mais fácil lembrar que "está no Google" do que guardar na memória o conteúdo em si. Isso pode diminuir a ativação das áreas do nosso cérebro que armazenam informações em longo prazo; afinal, para quê memorizar se tudo está confortavelmente a um clique de distância?

Quando buscamos informações on-line, tendemos a ser rápidos, mas não necessariamente eficazes em reter o que encontramos. Pessoas que procuram informação na internet completam a tarefa de encontrar a resposta mais rápido que aquelas que vasculham manualmente a mesma informação em enciclopédias impressas. Mas, logo após o fim da tarefa, o grupo que encontrou a informação rapidamente on-line também foi o que se lembrou menos do conteúdo depois. Isso está ligado a uma menor ativação do "fluxo ventral", que é a parte do cérebro que fixa o conteúdo aprendido. O hábito de buscar respostas on-line pode afetar a forma como nosso cérebro se conecta e sincroniza as áreas responsáveis pela memória de longo prazo.

Além disso, ao mesmo tempo que a facilidade de encontrar informações na web pode ser maravilhosa, deve ser observada com cautela. Encontrar mais informação sobre o que achamos que é a resposta certa nas buscas on-line nos dá muito prazer. Só que preencher as lacunas do nosso conhecimento com fontes rasas de informações, apesar de ser um atalho sedutor, pode criar uma ilusão de que sabemos mais do que realmente sabemos. Daí a importância de manter o ceticismo saudável e selecionarmos bem as fontes de informações que utilizamos.

COGNIÇÃO SOCIAL

As redes sociais têm um papel enorme não só na nossa conectividade, mas também na maneira como nos vemos e como processamos nossas interações sociais. Estudos de neuroimagem indicam que, de fato, a região da amígdala, responsável pela cognição social, é ativada de maneira semelhante nas interações virtuais. Portanto, as dinâmicas sociais, tanto on-line quanto off-line, são processadas de maneira similar pelo cérebro.

Por outro lado, as redes sociais adicionam novas camadas às nossas interações. Rejeições on-line por exemplo, também ativam áreas do cérebro ligadas à dor da rejeição real (córtex pré-frontal medial). Mas, nas redes sociais, rejeições e aceitações são contadas em *likes*, "seguidores" e "amigos", tornando essas experiências mais explícitas e, muitas vezes, mais intensas e em maior escala. Essa contagem pode tornar as interações sociais mais imediatas e até viciantes.

Além disso, as redes sociais são palcos de comparações sociais contínuas: muitas vezes nos comparamos com aqueles que parecem mais bem-sucedidos ou atraentes de maneira superficial e frequentemente distorcida. Esquecemos que o que vemos publicado é uma edição de fotos de apenas momentos aparentemente felizes. Essa dinâmica pode gerar expectativas irreais e prejudicar nossa autoimagem, aumentando o risco de depressão e ansiedade.

Resumindo, não fomos criados para permanecer o tempo todo conectados. A cada dia descobrimos mais consequências, e o preço a ser pago não é baixo.

COMO PODEMOS LIDAR MELHOR COM A TECNOLOGIA?

A tecnologia está aqui para ficar, portanto devemos aprender como extrair os melhores benefícios sem deixar que o uso abusivo e distraído atrapalhe nossa saúde física e mental.

Antes de colocarmos alguns *pingos nos is*, que tal testar a sua dependência de internet, para que a leitura dos próximos tópicos seja consciente e direcionada?

Teste de Dependência de Internet (*Internet Addiction Test*, IAT)

O Teste de Dependência de Internet, criado na década de 1990 e desde então adaptado para diferentes idiomas e diferentes culturas, é uma ferramenta muito utilizada para classificar as pessoas quanto ao uso da internet em normal, leve, moderado e grave, com base em vinte questões da escala Likert.

Para avaliar o seu nível de dependência, atribua à resposta a cada pergunta o valor adequado segundo a escala:

0 – Não se aplica
1 – Raramente
2 – Ocasionalmente
3 – Frequentemente
4 – Quase sempre
5 – Sempre

1. Você fica conectado à internet mais tempo do que pretendia?
2. Negligencia tarefas domésticas para passar mais tempo conectado?
3. Prefere a excitação da internet à intimidade com o seu parceiro?
4. Estabelece novas relações com outros usuários on-line?
5. As pessoas próximas se queixam sobre o tempo que você passa conectado?
6. Os seus afazeres são alterados devido ao tempo que passa on-line?
7. Verifica o e-mail antes de qualquer outra coisa que precise fazer?
8. O seu desempenho ou a sua produtividade no trabalho são impactados pelo seu uso da internet?
9. Você reage de modo defensivo ou querendo "esconder" quando alguém pergunta o que está fazendo na internet?
10. Bloqueia os pensamentos perturbadores sobre sua vida com pensamentos reconfortantes da internet?

Desacelere! **201**

11. Sente vontade de se reconectar logo após se desconectar?

12. Tem receio de que a vida sem acesso à internet seja entediante, vazia e sem alegria?

13. Reclama, grita ou fica irritado se alguém o incomoda enquanto você está on-line?

14. Perde o sono por ter ficado na internet até muito tarde?

15. Fica preocupado quando não está conectado ou fica desejando estar on-line quando está off-line?

16. Diz a si mesmo "só mais uns minutos" quando está navegando?

17. Tenta reduzir o tempo que passa on-line e não consegue?

18. Tenta esconder a quantidade de tempo que passou na internet?

19. Escolhe passar mais tempo na internet em vez de sair com outras pessoas?

20. Sente-se deprimido, instável ou nervoso quando não está on-line, e esses sentimentos desaparecem quando volta a se conectar?

Depois de responder às perguntas, some a pontuação correspondente a cada resposta e confira o resultado a seguir. Quanto mais alta for a pontuação, maior é o nível de dependência e os problemas causados pelo uso da internet.

Resultado
- **20-49 pontos:** Você é um usuário médio. Embora ocasionalmente possa passar um pouco mais de tempo navegando na internet, você mantém um bom controle sobre o seu uso.
- **50-79 pontos:** Você está começando a enfrentar problemas ocasionais ou frequentes devido ao uso da internet. É importante considerar o impacto que essa frequência pode ter na sua vida e tomar medidas para equilibrar melhor o tempo on-line.
- **80-100 pontos:** O uso da internet está causando problemas significativos na sua vida. É crucial avaliar as consequências desses impactos e aprender a gerenciar o tempo on-line de maneira mais saudável e produtiva.[12]

E aí? Qual foi seu resultado?

AJUSTE DE MENTALIDADE E USO CONSCIENTE

Quem nunca se deparou com uma reportagem rápida de "dez passos para reduzir seu tempo de tela"? Essas dicas superficiais não funcionam por muito tempo. Assim como com alimentação, jejum, atividade física e sono, o primeiro passo para lidarmos melhor com a tecnologia também é mudança de mentalidade. Sem um devido conhecimento e uma reflexão sobre os efeitos negativos do uso disfuncional das inovações tecnológicas, dicas não passam de dicas, e dificilmente geram uma mudança de hábito duradoura.

O livro que mudou a minha mentalidade foi *Minimalismo digital*, de Cal Newport.[13] Eu tive a sorte de ler esse livro em 2019, bem antes da pandemia de covid-19, e considero o que aprendi com Newport um fator decisivo para ter conseguido preservar minha saúde mental (e de minha família) durante todo o período de isolamento. Até entrar em contato com a filosofia desse autor, eu havia apenas lido as tais dicas superficiais sobre como diminuir tempo de tela.

A partir dessa leitura, comecei a me questionar sistematicamente sempre que esbarrava com a possibilidade de passar a usar uma nova tecnologia. (E uso várias; não me considero nem um pouco conservadora.) Por exemplo: eu estava fazendo um curso de especialização que oferecia um grupo para discussão no WhatsApp. Em vez de pensar: *Uau, vou poder discutir vários assuntos relevantes sobre o tema com profissionais excelentes*, a nova Maíra se perguntou: *O que vou perder ao entrar nesse grupo? Quanto tempo de comentários irrelevantes vou perder lendo, para então aproveitar alguns? Quanto tempo de descanso de qualidade vou perder lendo as mensagens? Se me marcarem em conversas, sei que vou me sentir na obrigação de responder.* Assim, antes de incorporar qualquer nova tecnologia (aplicativos, serviços, grupos virtuais), já consigo ser extremamente racional e cuidadosa para me proteger de mais um potencial dreno de atenção, não decidindo nada por impulso. Entende a enorme mudança de mentalidade ao adotar essa postura de perguntar o que se vai perder ao adotar certa tecnologia? Quanto tempo de qualidade você vai trocar pelo uso dela? Para muitas coisas, o ganho supera os malefícios, como o GPS no carro. No entanto, nem sempre é o caso. E você só vai perceber isso quando tiver essa conversa desconfortável consigo mesmo e estiver disposto a reduzir a quantidade de tecnologia – e, assim, deixar de ter algumas pequenas praticidades.

Um exemplo: crianças e telas em restaurantes. Apesar de ser muito confortável dar um tablet para as crianças no restaurante para que possamos jantar em paz, meu marido e eu optamos por não permitir essa artimanha em nossos programas. Acreditamos que isso as ensina a comportar-se adequadamente e incentiva a interação social, essencial para o desenvolvimento de habilidades comunicativas e criativas. Em casa, porém, há momentos, como quando estou na academia aos sábados, em que eu libero a TV para os meus filhos, e eles se deleitam com isso. Veja que não existe "receita de bolo". Cada família deve encontrar sua própria maneira de integrar a tecnologia de maneira saudável. Mas sem dúvida não significa deixar a dose de telas sem controle.

Esse uso limitado e consciente da tecnologia segue a tendência de abordagem de muitos no Vale do Silício,[14] que, conhecendo profundamente os riscos associados às telas, escolhem reduzir significativamente o acesso de seus filhos a essas tecnologias. Uma dessas pessoas, Athena Chavarria, ex--assistente executiva do Facebook, até afirmou: "Estou convencida de que o diabo vive em nossos telefones e está causando estragos em nossos filhos".

No Brasil, o @movimento.desconecta foi criado para que os pais possam conseguir, unidos através de ações coletivas, o adiamento, a redução e o controle racional do acesso a smartphones e redes sociais por crianças e adolescentes. Estar ciente sobre os efeitos do uso de telas é fundamental para tomarmos decisões sensatas.

Portanto, uma regra importante é: depois de estar ciente, tenha um objetivo claro para definir **como** você está usando essa tecnologia, **quando** e **por quê**. Esses parâmetros, é claro, podem mudar ao longo do tempo; então, revisar periodicamente essas análises de custo-benefício das tecnologias que você utiliza é algo necessário.

É interessante também que você adote a prática de não usar por tempo prolongado tecnologias de maneira passiva. Vou explicar o que isso significa. Pense em como você pode usar o YouTube de maneira ativa: para aprender a resetar sua impressora, desenhar um unicórnio para sua filha, preparar um peixe na folha de bananeira, plantar uma mini-horta no seu jardim ou se maquiar sozinha para uma festa. Esses são usos maravilhosos de tela que envolvem algo ativo.

Não fomos criados para permanecer o tempo todo conectados. A cada dia descobrimos mais consequências, e o preço a ser pago não é baixo.

A CIÊNCIA DO DESCONFORTO
@DRA.MAIRASOLIANI

Mas sabemos que aquele tempo para assistir a inutilidades também é inevitável. Chamamos isso de *guilty pleasures* em inglês, os pequenos prazeres com culpa. Mas eles precisam ser limitados. O que não é planejado não acontece. Tempo passivo de uso é maratonar uma série inteira na Netflix ou assistir a vídeos no TikTok sem propósito, ou mergulhar em vídeos sobre fofocas de famosos. Para evitar que essas atividades tomem conta da sua vida, planejar com antecedência quando e quanto esse tempo de "distração" vai ocupar do seu dia é supernecessário. Existe até um termo para uma atividade da qual precisamos nos proteger sempre que baixamos a guarda para rolar as telas despretensiosamente: *extrativismo digital* (da nossa atenção). Toda vez que não reservo um tempo para essa atividade e respeito esse limite, sacrifico preciosos minutos do meu dia.

PARA O TECNOESTRESSE, UM BANHO DE NATUREZA

Existe um termo para descrever o estresse causado pelo uso de tecnologias: *tecnoestresse*. Ele surge do descompasso entre os ambientes naturais e os urbanos, ricos em tecnologia, com poluição sonora e visual tamanhos, que demandam atenção constante e rápida mudança de foco. Esse descompasso tem sido uma fonte significativa de estresse para o ser humano contemporâneo.[15]

As várias horas de atenção que estamos entregando às telas não são de graça. Estamos em modo focado constantemente, e isso é um problema. Pense nesse estado focado como levantar um peso; no estado desfocado, como descansar. Quando matamos o tédio distraindo a mente com um telefone, uma TV ou um computador, nosso cérebro está fazendo uma quantidade enorme de esforço. É como se você levantasse pesos na academia sem parar e, em vez de descansar, pegasse um peso de cor diferente para carregar. Nossa atenção eventualmente se esgota quando a utilizamos demais. É isto o que a vida moderna tem feito conosco: ela sobrecarrega o nosso cérebro.

Quando não estamos executando uma tarefa ou prestando atenção específica, existe um conjunto particular de regiões do cérebro que são ativadas, a rede-padrão. Bastou focar algo e, pronto, essa rede é desligada. Então, imagine que sua atenção é como uma bateria que se esgota ao longo do dia com tantas tarefas e distrações. Nos momentos de descanso, deveríamos ativar essa rede-padrão. Porém, é muito comum que os momentos de descanso modernos se resumam a mudar de mídia. Fechar o computador e ir para a TV. E depois para o celular. Literalmente trocar o halter da academia de cor. O seu cérebro não vê diferença.

A boa notícia é que a própria natureza oferece uma cura para esse mal moderno. Estudos têm mostrado que a exposição a ambientes naturais pode restaurar esses recursos de atenção que estão esgotados.[16] Ao entrar em contato com a natureza (jardins, parques ou florestas), nos deparamos com estímulos do ambiente que não exigem preparo mental para agir sobre ele. Não é necessário um esforço consciente para prestar atenção, então ativamos a chave da rede-padrão, ao mesmo tempo que cai o disjuntor das áreas que trabalham quando estamos focados. Assim, permitimos que essa "bateria" se recarregue: halteres no chão.

A história nos mostra que essa conexão com o verde não é apenas uma prática moderna. Jardins exuberantes já eram valorizados há milhares de anos por suas propriedades curativas, como os criados por Ciro, o Grande, na Pérsia. O objetivo dele era aumentar o senso de calma da cidade e melhorar a saúde dos cidadãos. Ele já sabia. Paracelso também: o mesmo médico da hormese, que afirmou que "o veneno faz a dose", também disse que "a arte de curar vem da natureza, não do médico".[17]

Já mais recentemente, na década de 1980, preocupado com o avanço da urbanização, o governo japonês teve uma grande sacada. Identificou que o contato com a natureza era benéfico e encontrou um nome bem atraente para retomar a prática dessa aproximação do homem com o ambiente natural: o *shinrin-yoku*, ou "banho de floresta". Então, orientou a população a caminhar ou permanecer sentada em contato com a natureza por pelo menos vinte minutos. Para incentivar essa prática, criou parques e jardins. Por fim, o governo investigou se aquele incentivo financiado por impostos tinha de fato algum impacto positivo na saúde. E adivinha? Foi constatado o que as civilizações antigas já sabiam: podemos utilizar a natureza como ferramenta para promover saúde. De lá pra cá já são inumeros os estudos científicos[18][19] publicados nessa área.

Atualmente existem duas teorias que exploram os efeitos terapêuticos das doses de natureza na saúde mental: Teoria da Recuperação da Atenção

(ART, *Attention Restoration Theory*) e Teoria da Redução do Estresse (SRT, *Stress Reduction Theory*). A Teoria da Recuperação da Atenção sugere que o ambiente natural fornece um estado de "fascínio suave", permitindo à pessoa descansar a atenção focada (soltar os halteres no chão), já que se trata de um recurso limitado que se esgota com o uso prolongado. A Teoria da Redução do Estresse propõe que a presença da natureza traz consigo uma resposta evolutiva de segurança e sobrevivência e, por isso, produz emoções positivas. Em outras palavras, as pessoas ficam menos estressadas, fisiológica e psicologicamente, quando são expostas à natureza ou simplesmente a observam, levando a inúmeros benefícios, entre eles:[20 21]

- Redução da pressão arterial e da frequência cardíaca, o que é benéfico para a saúde cardiovascular.
- Aumento da atividade do sistema nervoso parassimpático, responsável por promover o relaxamento e a recuperação do corpo, induzindo um estado de relaxamento. Portanto, em doenças que são agravadas pelo estresse crônico elevado, mostra-se uma excelente ferramenta (até nos estudos de saliva houve redução do cortisol).
- Melhora na qualidade do sono, proporcionando uma sensação de bem-estar espiritual.
- Redução significativa do estresse crônico, sendo excelente ferramenta para melhora do bem-estar mental, atuando no tratamento de condições como ansiedade e depressão.

Por todos os benefícios mencionados, é também capaz de auxiliar no manejo de doenças metabólicas, como hipertensão, doenças cardíacas, diabetes tipo 2 e doenças respiratórias crônicas.

Se com esses banhos de natureza breves observamos benefícios, o que será que acontece depois de quatro dias em contato com a natureza? Foi o que o pesquisador David L. Strayer quis testar em mochileiros nos Estados Unidos. Quatro dias de trekking na natureza selvagem, sem qualquer mídia ou tecnologia, resultaram em um aumento de 50% na performance de uma tarefa de resolução criativa de problemas.[22]

MÉTODO 20-5-3[23]

Conheci a pesquisa da Dra. Rachel Hopman por meio do livro *A crise do conforto*, de Michael Easter. O que mais gostei no trabalho dela foi a sugestão de uma escala de progressão de tempo na natureza, como se fossem doses de medicamentos a serem prescritos para melhorar nossa saúde e o bem--estar. Foi assim que ela chegou a uma regra fácil de lembrar: 20-5-3, em que cada número corresponde a um tempo de permanência ao ar livre e que vai aumentando: vinte minutos, cinco horas e três dias.

Ela recomenda passar vinte minutos por dia ao ar livre, se possível em um parque, jardim ou local com vegetação. Dependendo do horário, isso já permite o benefício casado de exposição ao sol, para otimizar a conversão de vitamina D e melhorar o seu bem-estar mental. Aqui, outra exigência é se desconectar do smartphone (tenho certeza de que você dá conta desse desconforto, afinal só são vinte minutinhos!). Uma dica extra que dou para melhorar seu metabolismo é: se você escolher um momento logo após uma das refeições para fazer uma caminhada de vinte minutos, saiba que seus músculos vão captar mais glicose circulante e, assim, precisar de menos insulina logo após a refeição. Sinta o poder desse combo de estratégias.

Para intensificar os benefícios, Hopman sugere passar cinco horas por mês em ambientes semisselvagens – com pouca interferência urbana. Quanto mais selvagem o local, maior o impacto positivo na sua saúde e bem-estar. Atividades como trilhas em parques, visitas a cachoeiras, dias na praia ou pescarias são uma boa opção aqui. O objetivo é se conectar de forma mais profunda com o ambiente natural mensalmente.

A dose mais "forte" da medicação chamada "natureza", segundo a pesquisadora, seria, por exemplo, uma vez ao ano: é necessário escolher um destino isolado, longe das agitações da vida moderna, onde o contato humano é bem limitado, e ficar lá por três dias inteiros. Períodos assim, totalmente desconectados, podem ser incrivelmente benéficos para relaxar a mente e estimular a criatividade. Um estudo com veteranos militares com transtorno de estresse pós-traumático que passaram quatro dias imersos na natureza demonstrou redução de 29% em seus sintomas, e os efeitos persistiram.

Pense nesses dias como um *reboot* completo, uma espécie de *reset* para as configurações originais do seu cérebro, um Ctrl+Alt+Del. Fazer um mochilão pode ser perfeito para isso, ou talvez acampar ao ar livre. Se essas ideias lhe soam intensas demais, uma alternativa mais confortável pode ser alugar uma acomodação em lugares isolados que não ofereçam Wi-Fi ou sinal de celular, para garantir que você realmente se desconecte do mundo digital. Esse tempo longe das telas e da rotina diária pode ser exatamente o que você precisa para recarregar as energias e renovar sua mente.

Suponha que você ainda não consiga colocar o método 20-5-3 em ação. Gosto dele porque sugere doses palpáveis, e, apesar de você não precisar seguir à risca esses números específicos, pode usá-los como inspiração ou parâmetro para comparar quão longe você está desses números.

Parece existir uma dose mínima possível para colhermos benefícios em meio à nossa rotina frenética quando não estamos de férias. Vinte minutos aparentam ser o necessário, medidos pela queda nos níveis do hormônio cortisol.[24] Mesmo esse período breve de banho de natureza, quando repetido três vezes por semana, já permite a entrada no modo "fascínio leve" da rede-padrão, e a mágica de soltar os halteres da atenção pode acontecer.

Portanto, enquanto a vida urbana e a tecnologia continuam a ocupar grande parte do nosso dia a dia, é essencial se lembrar dos benefícios terapêuticos que a natureza nos oferece e valorizá-los. Seja através de uma caminhada casual em um parque, de um fim de semana em uma área mais remota ou até mesmo da prática regular de shinrin-yoku, integrar a natureza em nossas rotinas pode ser um caminho poderoso para melhorar nossa saúde física e mental.

UMA DOSE DE SOLIDÃO, POR FAVOR

Solidão não é estar sozinho em seu ambiente, mas é o que está acontecendo em sua mente. Você pode estar sozinho, mas sempre com o celular ligado no conforto da distração. Mas, se você domina a solidão, pode vivenciá-la até no shopping mais movimentado. Para isso, é necessário focar nossos próprios pensamentos e experiências, sem a influência externa. A tecnologia reduz exatamente esse tempo precioso, no tempo presente, que você passa sozinho com seus pensamentos.

Embora não soe atraente a princípio, a solidão tem um valor surpreendente em ajudar a recuperar nossa capacidade de concentração e presença, facilitando o descanso mental e a criatividade. Além disso, é uma importante ferramenta para abrir espaço para a introspecção e obter uma melhor compreensão sobre nós mesmos. Assim como fazer jejuns programados nos faz valorizar o momento da refeição e sentir novos sabores, doses regulares de solidão nos levam a desenvolver uma maior apreciação até pelas interações sociais de qualidade.[25]

Isso serve como um catalisador para uma vida mais presente e atenta.

Em um mundo no qual cada fragmento de nossa atenção é altamente valorizado[26] e as indústrias lutam incessantemente para mantê-la cativa, encontrar momentos de quietude e desconexão é a última definição do luxo.

A geração Millennial e a iGen, por exemplo, são as primeiras a crescer sem experimentar a verdadeira solidão, passando entre sete e nove horas por dia consumindo mídias digitais. Isso não é natural. Essas gerações estão perdendo muito por causa dessa quantidade assustadora de horas que passam ausentes dos estímulos reais. As horas on-line resultam em horas a menos de sono, de interação social ao vivo, com fragmentação da atenção e tendência ao vício, o que resulta em uma grave deterioração da saúde mental entre jovens. Jonathan Haidt expõe com detalhes o aumento significativo dos distúrbios de ansiedade, depressão, automutilação e suicídio – e os números são angustiantes.[27] Considero seu livro *A geração ansiosa*[28] leitura obrigatória para todos os pais.

Tédio é um desconforto que vale a pena ser vivido. Minha terapeuta costumava me propor, aos sábados, deitar na espreguiçadeira da piscina sem fazer nada. Meu Deus, como isso era difícil! Aos poucos, porém, fui descobrindo o que funcionava para mim. Hoje, com as crianças pequenas, esses momentos são mais difíceis de manter. Mas encontrei algumas atividades que me desconectam: hot yoga, sauna, sessões de uma hora em uma câmara de flutuação de magnésio (uma espécie de ofurô com sal de magnésio que faz você flutuar, como no Mar Morto, e sem nenhum outro estímulo, um verdadeiro detox sensorial). Essas três, para mim, são terapias incríveis, nas quais perco completamente a noção do tempo e me permito apenas ser. É onde ninguém me acha no celular. Sem mensagens, sem barulho, sem demandas!

A verdade é que, no final das contas, cada pessoa terá a sua própria estratégia de relaxamento, de se desligar do estresse ruim, de recarregar as baterias. Não desista até encontrar as atividades que funcionam para você e que se encaixem em sua rotina de maneira que você consiga repeti-las com regularidade.

PLANEJE O SEU LAZER DE QUALIDADE

Você já reparou que é mais fácil ser produtivo no trabalho do que aproveitar seu tempo livre com qualidade? No trabalho existem processos, rotinas obrigatórias com metas embutidas, feedback e regras a cumprir. Tudo isso encoraja a pessoa a se envolver nas tarefas, a se concentrar. O tempo livre, por outro lado, não é estruturado, e esse excesso de fluidez requer muito mais esforço para ser moldado em algo que possa ser aproveitado, o real tempo de lazer de qualidade. Veja, por exemplo, como normalmente aproveitamos bem nosso tempo livre em viagens. Isso acontece porque planejamos o roteiro com muito cuidado, levando em consideração nossas preferências e o máximo de aproveitamento do nosso tempo livre no destino. É possível fazer isso também com os fins de semana, para elevar seu descanso.

Se o seu lazer é dominado por atividades de baixa qualidade, como maratonar séries ou navegar na internet, falar em traçar uma estratégia para esses momentos pode parecer exagero. Afinal, quanto planejamento é necessário para apertar o *play*? Mas, para quem busca atividades mais significativas, que realmente contribuam para o bem-estar, o processo é diferente. Essas atividades exigem um compromisso maior e uma organização mais estruturada para que não sejam engolidas pela correria do dia a dia. Sem uma atenção especial, os momentos de descanso podem se perder em hábitos automáticos e pouco gratificantes. No consultório e nos meus cursos on-line, costumo sugerir uma proposta (adivinha, desconfortável): incluir atividades semanais que não envolvam telas, comida ou álcool. Isso ajuda a garantir um detox intermitente da tecnologia, essencial para recarregar as energias. Planeje intencionalmente períodos específicos do dia ou da semana para atividades, como caminhar ao ar livre (sem dispositivos eletrônicos), ler livros físicos, desenhar, pintar, montar quebra-cabeças, jogar jogos

212 A ciência do desconforto

de tabuleiros, praticar esportes ou participar de eventos culturais. Durante a pandemia, por exemplo, fazer um curso on-line de aquarela foi uma forma de usar as telas de maneira intencional, para que eu aprendesse uma atividade que me trouxe momentos de diversão e relaxamento.

Além de atividades culturais e esportivas, há um valor especial em praticar atividades manuais. Cozinhar uma nova receita, pregar o botão de uma camisa, plantar uma horta de temperos ou montar um álbum de fotos físicas são exemplos de tarefas que trazem um senso real de realização. Em uma era na qual terceirizamos muitos serviços por falta de tempo, retomar o prazer de realizar pequenas coisas com as próprias mãos pode ser transformador. Por isso, não planeje apenas as suas férias. Leve seu tempo livre a sério e coloque essas atividades na agenda, considerando-as tão importantes quanto um compromisso de trabalho.

Só porque seus hábitos atuais dificultam sua atenção, são fonte de ansiedade e comprometem seu descanso, não significa que tudo está perdido. É possível retomar o controle, aprimorando a arte de desconectar e descansar.

O primeiro passo é usar a tecnologia de forma intencional, aproveitando seus benefícios sem permitir que ela fragmente nossa atenção.

Recuperar nossa capacidade de foco e preservar nossa habilidade em dominar atividades complexas requer concentração, e isso significa renunciar à tentação confortável de recorrer às mídias sociais sempre que enfrentamos algo mentalmente desafiador.

O impulso de fugir para entretenimentos fáceis está ao alcance de um toque, e deixá-lo dominar distraidamente nossos momentos livres de lazer nos afasta do que é realmente importante. Para isso, planejar conscientemente nosso tempo de lazer é preciso. Assim como fazemos com o roteiro das férias, reservar momentos semanais para atividades que realmente recarregam nossa energia, nosso foco e nossa criatividade é fundamental.

Você aprendeu a importância do tempo na natureza como solução tanto para prevenir quanto para reduzir o tecnoestresse. Também pôde refletir sobre o cultivo do tédio, do silêncio e da solidão. Não há problema em reservar um tempo para *guilty pleasures*, como maratonar séries ou assistir a vídeos na internet, mas limite essas distrações. Você tem agora uma série de ideias para planejar seu tempo livre com mais cuidado e qualidade. Você conheceu os banhos de floresta e o valor em atividades simples.

Não se deixar levar completamente pelas telas pode ser desconfortável e substituir distração por foco exige esforço, mas vale a pena para barrar os esgotamentos da mente. Ao recuperar sua atenção para o momento presente, você pode se reconectar com os outros e principalmente consigo mesmo.

Isso, caro leitor, é praticar a ciência do desconforto.

Capítulo II

NÃO FUJA, FIQUE DESCONFORTÁVEL

Por que a consistência é a chave para a saúde metabólica?

Cinco sapos estão sentados em um tronco. Quatro decidem pular fora. Quantos sobram? Resposta: cinco. Por quê? Porque há uma diferença entre decidir e fazer.

MARK L. FELDMAN E MICHAEL F. SPRATT[1]

Que felicidade, após quebrarmos tantos paradigmas, chegarmos a este ponto da jornada! Sim, esta jornada tem a ver com felicidade, não prazer. Apesar de ambos nos fazerem nos sentir bem, eles são muito diferentes. Com frequência, nós os confundimos, achando que estamos em busca de um quando, na verdade, estamos presos ao círculo vicioso de outro.

Tanto o prazer quanto a felicidade são valiosos; eles impulsionam a nossa melhoria pessoal. Mas agora os cientistas entendem que o caminho da felicidade é completamente distinto do caminho do prazer (ou da recompensa) no cérebro. A felicidade acontece sob uma regulação diferente. Quando entendemos isso, conseguimos consolidar novos hábitos, em especial os aprendidos ao longo deste livro. O seu sucesso em implementar as mudanças que julga necessárias tem muito a ver com a batalha entre prazer e felicidade.

No livro *The Hacking of the American Mind*,[2] o médico endocrinologista Robert Lustig define o que é prazer e o que é felicidade. Segundo o autor, prazer é uma resposta imediata a estímulos que satisfazem nossos desejos temporários. É o estado emocional em que seu cérebro diz: "Isso é bom. Eu quero mais". Alguns exemplos: ultraprocessados, álcool, drogas ilícitas, jogos de azar, pornografia, internet, entre outros. Já a felicidade é um sentimento mais profundo e duradouro, o estado emocional em que seu cérebro diz: "Isso é bom. Eu não preciso de mais nada". Um exemplo claro é o tempo passado com a família. Quando abraçamos nossos entes queridos, não sentimos a necessidade de repetir o gesto incessantemente para prolongar a sensação de alegria. Perceba que, ao contrário do prazer, a felicidade é autossuficiente e completa por si só. Esses momentos não nos deixam querendo mais; eles nos deixam plenos e satisfeitos.

Então, como aprendemos a diferenciar prazer de felicidade no dia a dia? O Dr. Lustig destaca sete diferenças entre prazer e felicidade. Primeiramente, o prazer é efêmero, em geral durando minutos ou horas, como uma refeição saborosa, a diversão de um jogo ou o prazer com compras. Já a felicidade pode preencher uma pessoa por longos períodos, até mesmo uma vida inteira, pois vem de realizações ou propósitos duradouros. Em termos físicos, o prazer é visceral e estimula a excitação, como em jogos ou atividades intensas, aumentando batimentos cardíacos e pressão arterial. Por outro lado, a felicidade é mais serena, ajudando a normalizar essas funções corporais. Diferentemente do prazer, que muitas vezes é induzido por substâncias, como drogas ou álcool, a felicidade surge de ações significativas, como aprender novas habilidades ou realizar feitos pessoais. Enquanto o prazer é frequentemente uma experiência solitária e pode ser destrutivo quando em excesso, a felicidade está ligada ao ato de dar e compartilhar, não levando a dependências. Finalmente, no cérebro, o prazer e a felicidade são mediados por neurotransmissores distintos: a dopamina para o prazer, e a serotonina para a felicidade.

No mundo moderno, as tentações estão o tempo todo disponíveis (antigamente elas eram mais difíceis de obter); hoje, confundir prazer com felicidade é uma estratégia certeira e rentável. Entender o prazer e a felicidade, separando um do outro, é uma habilidade essencial para tomadas de melhores decisões, mais racionais. Quando você entende a diferença, fica mais fácil escolher o que visa à sua real felicidade. Deve, sim, haver espaço para prazeres na vida; porém, ao saber distinguir, conseguimos escolher momentos oportunos para buscar o prazer em vez de nos tornarmos dependentes dele. Até para direcionar seus gastos, essa distinção clara pode lhe ser útil. O dinheiro pode comprar prazer, mas a felicidade costuma precisar vir de outro lugar. Substâncias e comportamentos trazem prazer, e não felicidade, ao passo que experiências, tempo de qualidade, tempo na natureza e cultivo de relacionamentos podem trazer felicidade.

Ao longo do livro, mostrei estratégias respaldadas em ciência de qualidade em cada passo do método para que você possa buscar o que é significativo, e não somente o que é cômodo e prazeroso. Esteja certo disto: abraçar essas doses de desconforto é um ponto de virada de chave. Foi para mim, para centenas de meus pacientes e para milhares de pessoas que têm feito os meus cursos e me acompanham pelas redes sociais.

Recebo inúmeras mensagens de pessoas do Brasil inteiro que tiveram sua saúde restaurada ao modificar sua mentalidade quanto ao desconforto. Como consequência dessa mudança, emagreceram (algumas perderam dezenas de quilos), resgataram sua disposição, estão mais focadas, reverteram esteatose hepática e pré-diabetes, colocaram diabetes tipo 2 em remissão, melhoraram o sono, estão menos ansiosas, se alimentam melhor e por aí vai.

> Dra. Maíra, nem sei expressar em palavras a minha gratidão. Foi através de você que descobri esse mundo novo, e passei a seguir pessoas que, assim como você, apresentam tanto conteúdo de forma simples e nos ajudam a remover as vendas dos nossos olhos. Através de você, estou indo longe. Em quatro meses, já eliminei quase 20 kg e estou com uma disposição aos 48 anos muito maior do que quando estava com 30. Por favor, não pare. A sua voz tem alcançado mais que ouvidos, mas milhares de ♡♡. Honro a sua vida! Gratidão.

> Hoje faz exatamente 1 ano que decidi mudar meus hábitos! Fui diagnosticado com esteatose hepática e pré-diabetes (eu já era hipertenso). Iniciei com a dieta low carb e logo no primeiro mês perdi 8 kg (provavelmente era retenção de líquidos). Trabalhando em home-office, descobri que comida de verdade é aquela que você mesmo faz, usando ingredientes naturais... Insisti na mudança de hábitos até ficar em um platô de peso, e foi então que comecei a fazer o jejum por conta própria, o qual tenho praticado nos últimos seis meses. Com os ensinamentos da Dra. Maíra, agora estou evoluindo com as minhas metas... Meus exames estão ótimos, reverti a esteatose e a pré-diabetes, meu IMC está abaixo de 25, gordura em 19% e com menos 15 cm de cintura... Medidas que eu tinha vinte e cinco anos atrás! E vamos em frente, devagar e emagrecendo com saúde!

Quis compartilhar dois desses depoimentos com você, que resumem bem os resultados que as pessoas alcançam.

Que alegria receber esses relatos!

Se compartilho isso com você, não é por vaidade, mas para motivá-lo! É muito gratificante ver pessoas que nunca conheci pessoalmente retomarem a autorresponsabilidade por seus hábitos. E, ao optarem pelo caminho menos confortável, perceberam como são fortes.

Poderia encher páginas e mais páginas com depoimentos reais de pessoas que tiveram suas vidas impactadas de modo positivo – verdadeiros cactos que saíram voluntariamente da floresta tropical em busca de uma saúde melhor. Mas não seria eu se apenas focasse uma mensagem *a la* Pollyana – já passamos tempo juntos o bastante para você saber que não sou assim.

A verdade é que toda pequena mudança, para gerar grandes transformações (como é o nosso caso aqui), requer constância e disciplina, duas qualidades nem sempre fáceis de administrar. Por isso, considero importante lhe dar mais pílulas para reflexão, a fim de garantir o seu sucesso ao seguir o **Método Mitoflex**.

É UM PROCESSO DIÁRIO E CONTÍNUO: A SAÚDE METABÓLICA EXIGE CONSISTÊNCIA E PRÁTICA

Manter uma boa saúde metabólica requer consistência. O problema é achar que basta apenas um único grande feito (a busca pela pílula mágica). Fazer um mês de promessa zero açúcar pode ajudar em um mês, mas não vai lhe trazer resultados duradouros se você retornar ao padrão anterior. Da mesma maneira, um jejum único de sete dias não vai queimar toda a gordura de uma vez nem o ajudará a manter esse resultado.

Correr uma única ultramaratona não vai deixá-lo saudável, mas correr trechos curtos três vezes por semana vai deixá-lo muito bem-condicionado. Você começa com corridas curtas e desafiadoras (os desconfortos em doses toleráveis). Passa a sofrer menos nas subidas, deixa de ficar ofegante e adquire de condicionamento físico. É algo construído. Se você sabe que realmente vale a pena incorporar esse hábito, deve se comprometer com isso como um ato de serviço, um compromisso com você mesmo a ser honrado. É claro que, ao longo da rotina, você vai acabar vacilando um dia ou dois. Tudo bem. Mas você retoma, porque se comprometeu a treinar com consistência. Entenda: não é intensidade, é consistência. Você não está enxergando os resultados ainda? Continue treinando. Começou a enxergar os benefícios? Continue treinando. Quando o assunto é saúde metabólica, ou você se desafia, ou perde.

NÃO EXISTE "CHEGAR LÁ"

Pare de pensar na sua vida como um evento. Ter saúde não é um evento, um topo do Everest que você escala. Pense na sua saúde como um *continuum*. Existem altos e baixos, e eles vão continuar existindo. Você deve enxergá-la como um caminho que requer estratégias constantes, de modo a seguir melhorando. Pergunte-se: *Como vou traçar os próximos passos para continuar ganhando? Como vou modificar e manter meu ambiente para não pegar o caminho do retrocesso? Como vou continuar crescendo? Como posso ficar melhor para continuar evoluindo nessa mentalidade?*

Não se engane. Todo dia você vai ter que optar pela ciência do desconforto. Os estímulos de conforto estão aí no mundo – nas telas, na TV, em revistas, em conversas com amigos... E eles não vão desaparecer.

ESPERE OS DIAS RUINS, MAS COLECIONE OS DIAS BONS

Não acordamos felizes e inspirados diariamente. Ninguém gosta de ir à academia todos os dias. A sua força mental vem de vencer esses momentos difíceis. Desligue a tecla dos sentimentos quando estiver se preparando para cumprir a sua tarefa desconfortável do dia.

É uma luta diária da mente. Para começar a ganhar dela, você precisa treinar. Espere se sentir bem não durante a realização da tarefa desconfortável, mas ao concluí-la – por ter vencido sua vontade de sucumbir ao conforto. E, então, você começa a ter um dia bom. Aí você decide que vai ter outro dia bom. Assim, você começa a colecionar dias bons. Eles se juntam e, de repente, você está em uma fase ótima.

Faça *coisas desconfortáveis* porque você decidiu, não porque se sente inspirado e motivado a fazê-las. E, por favor, não espere que seja divertido; será, como o nome sugere, desconfortável. Pode parecer besteira dizer o óbvio, mas é importante deixar claro que não estamos mirando viver à custa de prazeres momentâneos, mas em busca da felicidade duradoura. Os resultados vão aparecer, esteja certo disso.

NÃO EXISTE TARDE DEMAIS

Não importa há quantos anos seu metabolismo esteja emperrado no modo conforto. No momento em que você para de boicotá-lo, ele começa a responder. Tenho pacientes de todas as idades, exceto crianças. E, de fato, não há limites. Um dos meus pacientes de longa data sempre me diz que se sente melhor e mais disposto aos 76 do que aos 70 anos. Mas é importante relembrar os sapos do início do capítulo: não basta decidir. É preciso colocar de fato o plano em ação.

NÃO ESPERE O MOMENTO PERFEITO PARA COMEÇAR

Você não precisa se sentir confiante. Não precisa se sentir pronto. Nem ter todas as respostas. Transformar-se em uma pessoa que você nunca foi é estressante (agora você sabe que isso é bom). É o que acontece quando se entra em um território novo, suplantando os velhos hábitos por uma mentalidade nova. Mudar a alimentação é desconfortável, fazer jejum é desconfortável, banho frio é desconfortável. Na próxima vez que você sentir um frio na barriga por começar a sua nova rotina, lembre-se de que é parte da sua trajetória.

Sabe qual é o caminho para não alcançar nada?

1. Não saber exatamente o que quer.
2. Não saber como agir.
3. Ficar aguardando o momento certo para começar.

Um caminho muito melhor é o seguinte:

1. Saber o que quer.
2. Saber como vai fazer.
3. Fazer.

Foi esse caminho que trilhamos ao longo do livro.

FOQUE O PROGRESSO, NÃO A PERFEIÇÃO

Uma vez estabelecido um objetivo, é preciso desenvolver metas realistas e focar o progresso. Comece mudando aquilo que mais faça sentido para você, vá aos poucos. Não precisa seguir todos os passos de uma vez. Estabeleça metas realistas e alcançáveis, mas lembre-se de que deve sair de sua zona de conforto.

Focar a perfeição traz uma frustração paralisante. Quando priorizamos o progresso, desenvolvemos uma mentalidade de crescimento, em que desafios e falhas são vistos como oportunidades para aprender e melhorar.

Para obter algo que nunca teve, você vai precisar fazer algo que nunca fez. Se você não falhar, nem está tentando.

DOCUMENTE O SEU PROGRESSO

Quem não mede não consegue melhorar. A saúde é um processo dinâmico, por isso monitorar seu progresso é importante. Registre tudo. Essa prática é respaldada cientificamente. Estudos mostram que o monitoramento regular dos avanços ajuda a manter o engajamento e a persistência, especialmente em programas de saúde.[3]

222 A ciência do desconforto

Ao documentar seu progresso, você obtém feedback valioso sobre o que está funcionando e o que não está. Isso permite fazer ajustes necessários no plano de ação, aumentando a eficácia e eficiência do seu esforço. Quando você vê suas métricas finalmente melhorando, é empolgante e motivador. Quando não vê progresso ou, ainda, nota piora, é igualmente importante. Esse dado lhe permite recalibrar a rota, adaptando as estratégias às suas necessidades e às circunstâncias em constante mudança.

Faça um diário com notas de o a 10 para: sono, hábito intestinal, níveis de energia e disposição, jejum noturno, nível de atividade física e qualidade da dieta. Preencha periodicamente (ao menos semanalmente) e com regularidade. Você pode ampliar o nível de detalhamento, usar aplicativos que avaliam métricas de sono, horas de atividade física, zonas de treinamento, entre muitas outras métricas além das que aprendeu no Capítulo 5. Fazer esse acompanhamento ajudará você a superar obstáculos e continuar avançando.

Horário da última refeição ou caloria ingerida à noite	Ideal o mais cedo possível, antes das 19h ou 20h		
Horário que vai se deitar	Ideal que haja no mínimo três horas de intervalo entre a última caloria ingerida e a hora de se deitar		
Jejum noturno (horas)	Ideal: no mínimo doze horas		
Horas de sono	Ideal: entre sete e nove horas		
Qualidade do sono (0-10)	Ideal: nota mais alta possível		
Níveis de energia (0-10)	Ideal: nota mais alta possível		
Horas de atividade física (minutos de treino)	Consulte Capítulo 9, "Mexa-se bem"		
Horas de descanso de qualidade individual	Se pouco, mire em números crescentes		
Qualidade das refeições (0 a 10)	Sendo 0 todas as refeições do dia com ultraprocessados, e 10 nenhuma, apenas com comida de verdade		
Observações:	Faça anotações sobre qualquer fator relevante que possa ter impactado os indicadores (eventos estressantes, mudanças na rotina)		

VOCÊ ESTÁ NO CONTROLE

Ao longo deste livro, mostrei quanto seu corpo é uma máquina incrível e como você o subutiliza ao buscar conforto demais. Mas a verdade é que, para voltar ao eixo, não há atalhos. É você contra você mesmo. Se acha que o preço de ter saúde é alto demais, espere até receber a conta do hospital – ou, ainda pior, a do arrependimento.

Repito, seu nível de aptidão metabólica não é um presente divino nem um dom. Ele é uma descrição do seu estado atual: constantemente em movimento e sempre se adaptando ao estímulo (ou à falta dele) em sua vida. Você pode tomar decisões conscientes todos os dias em direção às métricas que definem sua saúde metabólica. Adotar essa postura de autorresponsabilidade é um desafio, mas também uma aventura gratificante.

Bem, você tem todas as ferramentas em mãos – literalmente – separadas e organizadas por capítulos. Use-as e abuse delas. Então, leia e releia este livro. Consulte-o sempre que julgar necessário para relembrar algumas informações, rever pesquisas, refazer testes. Persista, e os resultados virão. E quem sabe eu não acabe recebendo uma inbox sua me contando sobre a sua transformação de vida? Estou na torcida!

Capítulo 12

CELEBRE A SUA NOVA VERSÃO

> ## Pronto para pegar sua carteirinha de membro do clube do cacto?

Um navio no porto está em segurança, mas não é para isso que os navios são feitos.

JOHN SHEDD[1]

Quero dar os parabéns a você. De verdade. Só por escolher ler um livro com um título tão provocativo como *A ciência do desconforto*, você já merece reconhecimento. Esse não é um tema fácil. Ao decidir explorá-lo, você demonstrou uma verdadeira coragem intelectual.

Sabemos que a jornada não termina aqui, nestas últimas páginas. Há muito a ser enfrentado ainda, mas aproveite este exato momento. O agora. Você deu um passo superimportante para a sua saúde. E isso é motivo de comemoração, sim. Então, pare por um momento e curta essa sensação de realização.

Você honrou plenamente o espírito desafiador deste livro e demonstrou ser "casca grossa", o que o torna uma verdadeira raridade nos dias frágeis em que vivemos.

OFICIALMENTE PARTE DO "CLUBE DO CACTO"

Você não apenas terminou de ler um livro inteirinho, mas adquiriu ferramentas poderosas para o seu bem-estar e o daqueles que você ama. Até chegarmos aqui, trilhamos um longo caminho. Você descobriu que muitas coisas que considerava normais e corretas em sua rotina estavam na verdade fragilizando sua saúde metabólica. Mesmo que tenha sido desconfortável encarar essas realidades, você se manteve firme. E, ao entender os benefícios de cada tipo de estresse que normalmente evitamos a qualquer custo, você começou a ver as coisas de uma maneira diferente.

Você descobriu que o estresse não é apenas um obstáculo, mas um desafio que o impulsiona a encontrar significado na sua vida. Isso é algo poderoso! A motivação interna para perseguir objetivos difíceis, mas significativos, é um dos grandes aprendizados que eu espero que você leve deste livro. E, sim, isso pode ser desconfortável, mas é um desconforto que traz um sentido profundo e valioso.

Você compreendeu a importância de doses pensadas de desconforto para forjar um metabolismo flexível, com mitocôndrias saudáveis, para se livrar do abraço da jiboia ou se manter longe dela. Você também, em vez de adotar uma lista superficial de *comos*, entendeu profundamente o que ganha ao seguir cada um dos passos do **Método Mitoflex** para a sua saúde metabólica.

Percebe a profunda mudança de mentalidade pela qual você passou? Você realmente transformou a maneira como vê muitos aspectos da sua rotina aos quais antes nem dava atenção. Provavelmente tenha até parado de reclamar de situações que antes achava desconfortáveis, e hoje já reconhece a devida importância delas.

Talvez você fosse uma daquelas pessoas que achavam que o estresse sempre fragiliza e piora tudo. Agora, descobriu que a presença dele é, na verdade, fundamental para nossa vida. Tenho certeza de que, diante de um novo desafio, você estará pronto para encará-lo de maneira diferente. E, quando um amigo estiver passando por um momento difícil, você será aquele que dirá: "Você dá conta e ainda vai sair mais forte ao final".

Talvez você achasse que valores de laboratório eram como um oráculo para dizer se você estava saudável ou não. Mas aprendeu que há muito mais na saúde do que números em um papel e ganhou aqui várias peças de quebra-cabeça extras para tentar construir uma imagem mais nítida sobre como está sua saúde metabólica.

Você também transformou sua visão sobre a alimentação. Abandonou aquela antiquada (e errada) ideia de que o ideal é "comer de tudo um pouco com moderação" e aprendeu que existem produtos que nem são alimentos de verdade. Antes, talvez pensasse que mais é sempre melhor quando se trata de comer, e que lanchinhos e sucos eram sempre inofensivos. Aí aprendeu como o senso comum estava atrapalhando a sua percepção. Agora você também sabe que existem muitos benefícios a colher com o jejum. E viu as cinco rédeas (4 Qs e 1 C) que podem lhe servir como guias para que não baixe a guarda diante de tantas comodidades e confortos na alimentação moderna e não chute o balde, soltando todas ao mesmo tempo.

E o exercício? Você descobriu incontáveis benefícios para se exercitar pelo motivo certo. E agora nem espera começar a gostar dele para virar rotina. Se antes você achava que suar servia apenas para emagrecer, e que bastava contar calorias para queimá-las na esteira, agora você entende que, embora o exercício seja indispensável e traga tantos benefícios, ele não compensa uma dieta ruim no quesito emagrecimento.

Em se tratando de sono, talvez você pensasse que noites maldormidas eram algo que poderia ser compensado aos fins de semana, mas agora viu que seu sono é um medicamento natural que deve ser tomado diariamente. Dormir bem é inegociável.

Você também aprendeu o valor do tédio, do descanso de qualidade e de como podemos usar o silêncio e os banhos de natureza para resetar uma mente hiperestimulada, mesmo em meio a uma cidade grande e movimentada. Entendeu a importância de se afastar das telas, entrar em contato consigo mesmo e buscar um momento *apenas para ser*.

Dizem que a felicidade é um alvo em movimento. Você, sem sombra de dúvida, enriqueceu seu arsenal de estratégias para não se fincar, estático, em uma cadeira muito macia. Já tem as ferramentas necessárias para não terminar como aquele refrão de uma música do Pink Floyd: "*I have become comfortably numb*" (em tradução livre, "Eu me tornei confortavelmente entorpecido").[2]

Pare e pense: Quantos novos desconfortos você não passou a considerar depois de ter chegado até aqui? Ao recapitular todas essas mudanças de mentalidade experimentadas, é impossível não admirar quanto você foi exposto a novas ideias, aceitando o desafio de pensar diferente.

Você não apenas leu algo fora do comum, mas sobreviveu ao desconforto de questionar seus hábitos atuais. Isso tudo vai lhe permitir concretizar novas mudanças em sua rotina. Agora, além de ter descoberto o que estava errado, você sabe a direção segura para onde seguir e tem muitas ferramentas para viver o dia a dia moderno sem se sabotar em todas as áreas da sua vida, dia após dia.

E é por isso tudo que digo: Celebre a sua nova versão!

Que você continue praticando esses ensinamentos e colhendo os benefícios que eles proporcionam. E muito obrigada por me permitir conduzir você nessa trajetória deveras desconfortável de autoconhecimento e transformação pessoal. Foi uma honra.

Ah, e não pense que me esqueci. Espero o seu contato pelas minhas redes sociais (acesse os QR Codes a seguir). Continuamos nossa jornada por lá!

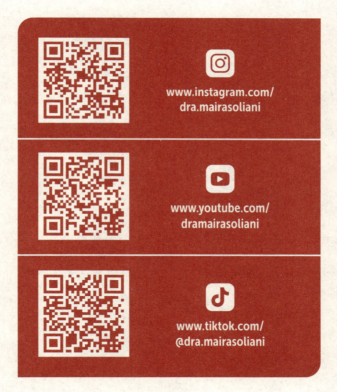

Notas de fim

Introdução: O elefante na sala

1. ONE in Eight People Are Now Living with Obesity. **WHO**, 1º mar. 2024. Disponível em: www.who.int/news/item/01-03-2024-one-in-eight-people-are-now-living-with-obesity. Acesso em: 21 mar. 2024.

2. BRASIL. Ministério da Saúde. **Vigitel Brasil 2023**. Estimativas sobre frequência e distribuição sociodemográfica de fatores de risco e proteção para doenças crônicas nas capitais dos 26 estados brasileiros e no Distrito Federal em 2023. 2023. Disponível em: www.gov.br/saude/pt-br/centrais-de-conteudo/publicacoes/svsa/vigitel/vigitel-brasil-2023-vigilancia-de-fatores-de-risco-e-protecao-para-doencas-cronicas-por-inquerito-telefonico/view#:~:text=O%20Vigitel%202023%20atualiza%20a,relativos%20ao%20ano%. Acesso em: 2 nov. 2024.

3. OBESITY and Overweight. **WHO**, 1º mar. 2024. Disponível em: www.who.int/news-room/fact-sheets/detail/obesity-and-overweight. Acesso em: 21 mar. 2024.

4. O'HEARN, M. *et al.* Trends and Disparities in Cardiometabolic Health Among U.S. Adults, 1999-2018. **J Am Coll Cardiol**, 12 jul. 2022, v. 80, n. 2, p. 138-151. Doi: 10.1016/j.jacc.2022.04.046.

5. NATIONAL Diabetes Statistics Report. **CDC**, 15 maio 2024. Disponível em: www.cdc.gov/diabetes/php/data-research/index.html. Acesso em: 14 jul. 2024.

6. WHAT is The Metabolic Health Crisis? **Levels**, 19 out. 2021. Disponível em: www.levelshealth.com/blog/what-is-the-metabolic-health-crisis. Acesso em: 22 mar. 2024.

7. TAUBES, G. **Por que engordamos**: e o que fazer para evitar. Rio de Janeiro: L&PM, 2014.

8. TALEB, N. N. **Antifrágil**: coisas que se beneficiam com o caos. Rio de Janeiro: Objetiva, 2020.

Capítulo 1: Uma epidemia silenciosa

1. Não há evidências de que Deming tenha dito isso, mas a associação pode ter surgido do ditado "Em Deus confiamos; todos os outros devem usar dados", citado sem atribuição em Mary Walton: *The Deming Management Method*, 1986 (Oxford Essencial Quotations. 6. ed. Editado por Susan Ratcliffe. Imprensa da Universidade de Oxford, 2018).

2. VÍDEO mostra jiboia predando mamífero na Costa Rica. **GloboPlay**, [s.d.]. Vídeo (36 seg). Disponível em: https://globoplay.globo.com/v/10413409/. Acesso em: 19 abr. 2024.

3 JIBOIA. **Portal Amazônia**, 21 set. 2020. Disponível em: https://portalamazonia. com/amazonia-az/letra-j/jiboia. Acesso em: 19 abr. 2024.

4 ESTUDO acaba com mito do sufocamento e revela como jiboia mata a presa. **BBC News Brasil**, 23 jul. 2015. Disponível em: www.bbc.com/portuguese/ noticias/2015/07/150723_jiboia_mito_pesquisa. Acesso em: 19 abr. 2024.

5 COTRIM, H. P. *et al.* Nonalcoholic Fatty Liver Disease in Brazil. Clinical and Histo-logical Profile. **Ann Hepatol**, jan.-mar. 2011, v. 10, n. 1, p. 33-37. PMID: 21301007.

6 YOUNOSSI, Z. M. *et al.* Global Epidemiology of Nonalcoholic Fatty Liver Disease - Meta-analytic Assessment of Prevalence, Incidence, and Putcomes. **Hepatology**, jul. 2016, v. 64, n. 1, p. 73-84. Doi: 10.1002/hep.28431.

7 YOUNOSSI, Z. M. *et al.* The Global Epidemiology of Nonalcoholic Fatty Liver Disease (NAFLD) and Nonalcoholic Steatohepatitis (NASH): A Systematic Review. **Hepatology**, abr. 2023, v. 77, n. 4, p. 1335-1347. Doi: 10.1097/HEP. 0000000000000004.

8 JOHNSON, R. J. *et al.* Perspective: A Historical and Scientific Perspective of Sugar and Its Relation with Obesity and Diabetes. **Adv Nutr**, 15 maio 2017, v. 8, n. 3, p. 412-422. Doi: 10.3945/an.116.014654.

9 IDF Diabetes Atlas. **International Diabetes Federation**, 2022. Disponível em: https://diabetesatlas.org/. Acesso em: 20 abr. 2024.

10 A medida utilizada para avaliar se uma pessoa está dentro do peso adequado em relação à sua altura é o Índice de Massa Corporal (IMC). Seu cálculo é feito dividindo o peso da pessoa (em quilogramas) pelo quadrado de sua altura (em metros). A Organização Mundial de Saúde (OMS) recomenda os seguintes valores de referência: abaixo de 18,5: baixo peso; 18,5 a 24,9: eutrofia (peso adequado); 25 a 29,9: sobrepeso; 30 a 34,9: obesidade grau 1; 35 a 39,9: obesidade grau 2; acima de 40: obesidade extrema. Vale lembrar que o IMC é uma medida geral e não leva em conta distribuição de gordura corporal, massa muscular, diferenças étnicas, idade e sexo. Assim, em alguns casos, pode não refletir exatamente o estado de saúde de uma pessoa. Por exemplo, atletas com grande massa muscular podem ter um IMC elevado, mas não necessariamente ter excesso de gordura corporal.

11 OBESITY and Overweight. **WHO**, 1º mar. 2024. Disponível em: www.who.int/ news-room/fact-sheets/detail/obesity-and-overweight. Acesso em: 21 mar. 2024.

12 OBESITY and Cancer. **CDC**, 7 nov. 2023. Disponível em: www.cdc.gov/ cancer/risk-factors/obesity.html. Acesso em: 20 abr. 2024.

13 PATI, S. *et al.* Obesity and Cancer: A Current Overview of Epidemiology, Pathogenesis, Outcomes, and Management. **Cancers**, 2023, v. 15, n. 2, p. 485. Doi: 10.3390/cancers15020485.

14 BRASIL. Ministério da Saúde. **Dia Mundial da Obesidade**: conscientização e desafios no combate a uma epidemia global. Disponível em: www.gov. br/saude/pt-br/assuntos/noticias/2024/marco/dia-mundial-da-obesidade-conscientizacao-e-desafios-no-combate-a-uma-epidemia-global. Acesso em: 4 nov. 2024.

15 OKUNOGBE, A. *et al*. Economic Impacts of Overweight And Obesity: Current And Future Estimates For 161 Countries. **BMJ Global Health**, 2022, v. 7, e009773. Doi: 10.1136/bmjgh-2022-009773.

16 VITAL Strategies Brasil *et al*. Inquérito telefônico de fatores de risco para doenças crônicas não transmissíveis em tempos de pandemia: Covitel 2023. São Paulo: Vital Strategies; Umane, 2023.

17 Doenças crônicas são caracterizadas pela sua longa duração, geralmente se estendendo por mais de um ano, e frequentemente requerem acompanhamento médico contínuo. Essas condições não constituem emergências médicas imediatas, mas podem piorar com o tempo e impactar significativamente a qualidade de vida do indivíduo. Exemplos comuns de doenças crônicas incluem câncer, problemas cardiovasculares, tais como acidente vascular cerebral (AVC) e hipertensão, doenças respiratórias crônicas, como bronquite, asma e doença pulmonar obstrutiva crônica (DPOC), doenças metabólicas, como obesidade, diabetes e altos níveis de colesterol, além de depressão. Essas doenças geralmente necessitam de monitoramento constante, mesmo na ausência de sintomas, e muitas delas requerem tratamento contínuo ao longo da vida, o que significa que, por definição, não são curáveis.

18 LUSTIG, R. H. Isocaloric Fructose Restriction and Metabolic Improvement in Children with Obesity and Metabolic Syndrome. **Obesity**, 26 out. 2015, v. 24, n. 2, p. 453-460. Doi: 10.1002/oby.21371.

19 OBESITY and Overweight. **WHO**, 1º mar. 2024. Disponível em: www.who.int/news-room/fact-sheets/detail/obesity-and-overweight. Acesso em: 21 mar. 2024.

20 OBESIDADE em crianças e jovens cresce no Brasil na pandemia. **Fiocruz**, 22 nov. 2023. Disponível em: https://portal.fiocruz.br/noticia/obesidade-em-criancas-e-jovens-cresce-no-brasil-na-pandemia. Acesso em: 20 abr. 2024.

21 OKUNOGBE, A. *et al*. Economic Impacts of Overweight And Obesity: Current And Future Estimates For 161 Countries. **BMJ Global Health**, 2022, v. 7, e009773. Doi: 10.1136/bmjgh-2022-009773.

22 WORLD Obesity Atlas 2022. **World Obesity Federation**. London: WOF, 2022.

23 THE ECONOMIC Impact of Overweight & Obesity in 2020 and 2060 – 2nd Edition with Estimates for 161 Countries. **World Obesity Federation**. Disponível em: https://data.worldobesity.org/resources/WOF-Economic-Impacts-2-V2.pdf. Acesso em: 22 abr. 2024.

24 WORLD Obesity Atlas 2022, Brazil. **World Obesity Federation**. Disponível em: https://data.worldobesity.org/country/brazil-27/#data_economic-impact. Acesso em: 22 abr. 2024.

25 Procedimento em que se insere um cateter – um tubo longo e flexível – na artéria de um braço ou perna, guiando-o até o coração. Esse método é utilizado tanto para diagnosticar quanto para tratar condições cardíacas, como infarto e angina. Ele permite identificar e até mesmo remover depósitos de gordura, colesterol, cálcio e outras substâncias nas artérias.

Esses depósitos podem estreitar ou bloquear as artérias coronárias, limitando, assim, o fluxo sanguíneo ao coração.

26 GURVEN, M.; KAPLAN, H. Longevity Among Hunter-Gatherers: A Cross-Cultural Examination. **Population and Development Review**, v. 33, n. 2, p. 321-365, 2007.

Capítulo 2: A lógica do "Eu mereço!"

1 MATRIX. Direção: Lilly Wachowski; Lana Wachowski. Produção: Village Roadshow Pictures; Silver Pictures. Estados Unidos, Austrália, 1999. 136 min.

2 ELER, G. Como cumprir promessas de ano novo, segundo a ciência. **Superinteressante**, 30 dez. 2019. Disponível em: https://super.abril.com.br/comportamento/como-cumprir-promessas-de-ano-novo-segundo-a-ciencia. Acesso em: 14 maio 2024.

3 MCARDLE, W. D.; KATCH, F. I.; KATCH, V. L. **Exercise Physiology**: Nutrition, Energy, and Human Performance. 8. ed. 2015.

4 Hipótese do limiar pessoal de gordura: LIM, E. L. *et al*. Reversal of Type 2 Diabetes: Normalisation of Beta Cell Function in Association with Decreased Pancreas and Liver Triacylglycerol. **Diabetologia 54**, 2506-2514, 2011. Doi: 10.1007/s00125-011-2204-7.

5 ATTIA, P. **Outlive**: a arte e a ciência de viver mais e melhor. Rio de Janeiro: Intrínseca, 2023.

6 JOHNSON, R. J. *et al*. Redefining Metabolic Syndrome as a Fat Storage Condition Based on Studies of Comparative Physiology. **Obesity (Silver Spring)**, abr. 2013, v. 21, n. 4, p. 659-664. Doi: 10.1002/oby.20026.

7 O índice NCEP-ATP III, criado pelo National Cholesterol Education Program Adult Treatment Panel III, serve como uma ferramenta de diagnóstico para a síndrome metabólica. Esse parâmetro é aplicado a indivíduos que possam estar manifestando sinais da síndrome, com o objetivo de confirmar ou excluir a presença dessa condição.

8 ACIDENTE em mina de carvão na China mata 13 pessoas. **G1**, 13 jan. 202. Disponível em: https://g1.globo.com/mundo/noticia/2024/01/13/acidente-em-mina-de-carvao-na-china-deixa-mortos-e-feridos.ghtml. Acesso em: 16 abr. 2024.

9 ESCHNER, K. What Happened to the Canary in the Coal Mine? The Story of How the Real-Life Animal Helper Became Just a Metaphor. **Smithsonian Magazine**, 7 mar. 2024. Disponível em: www.smithsonianmag.com/smart-news/what-happened-canary-coal-mine-story-how-real-life-animal-helper-became-just-metaphor-180961570/. Acesso em: 16 abr. 2024.

10 INSULIN Resistance. **Cleveland Clinic**, 2021. Disponível em: https://my.clevelandclinic.org/health/diseases/22206-insulin-resistance. Acesso em: 29 abr. 2024.

11 ZETHELIUS, B.; CEDERHOLM, J. Comparison Between Indexes of Insulin Resistance for Risk Prediction of Cardiovascular Diseases or Development

of Diabetes. **Diabetes Res Clin Pract**, nov. 2015, v. 110, n. 2, p. 183-192. Doi: 10.1016/j.diabres.2015.09.003.

12 MATSUZAKI, T. *et al*. Insulin Resistance is Associated with The Pathology of Alzheimer Disease: The Hisayama Study. **Neurology**, 31 ago. 2010, v. 75, n. 9, p. 764-770. Doi: 10.1212/WNL.0b013e3181eee25f.

13 IGWE, E. *et al*. Association Between HOMA-IR and Cancer. **International Journal of Public Health and Clinical Sciences**, v. 2, n. 2, p. 21-34.

14 FREEMAN, A. M.; ACEVEDO, L. A.; PENNINGS, N. Insulin Resistance. 17 ago. 2023. **StatPearls**. Treasure Island (FL): StatPearls Publishing, jan. 2024. PMID: 29939616.

15 Os conceitos de *pílula azul* e *pílula vermelha* têm sua origem no filme *Matrix*, de 1999. A vermelha simboliza a decisão de aceitar uma verdade muitas vezes amarga; a azul, de permanecer em um estado de ignorância confortável. No filme, o personagem principal, Neo (Keanu Reeves), depara--se com a escolha de ingerir uma das duas cápsulas. A opção azul permitiria que ele esquecesse os eventos recentes e continuasse vivendo na realidade simulada da Matrix, enquanto a opção vermelha o libertaria para descobrir a verdadeira realidade que existe além dela.

16 CAT People (Putting Out Fire). David Bowie. In: **CAT People – Original Soundtrack**. Chicago: MCA, 1982.

Capítulo 3: A crise do conforto

1 MEGGINSON, L. C. Lessons from Europe for American Business. **Southwestern Social Science Quarterly**, 1º jun. 1963, v. 44, n. 1, p. 3.

2 FUJITA, L. Como o cacto sobrevive no deserto? **Superinteressante**, 22 fev. 2024. Disponível em: https://super.abril.com.br/mundo-estranho/como-o-cacto-sobrevive-no-deserto. Acesso em: 30 maio 2024.

3 SZKLARZ, E. A vida na pré-história: esqueça o que você sabe sobre os homens das cavernas. **Aventuras na História**, 16 set. 2019. Disponível em: https://aventurasnahistoria.uol.com.br/noticias/reportagem/historia-como-vivia-homem-na-pre-historia.phtml. Acesso em: 25 maio 2024.

4 DIAMOND, J. **The Third Chimpanzee**: The Evolution and Future of the Human Animal. Nova York: Harper Perennial, 2006.

5 CARL Sagan – Cosmos – Cosmic Calendar. 2009. Vídeo (4min57seg). **carlsagandotcom**. Disponível em: www.youtube.com/watch?v=Ln8UwPd1z 20&t=1s. Acesso em: 25 maio 2024.

6 JOHNSON, R. J. **Nature Wants Us to Be Fat**: The Surprising Science Behind Why We Gain Weight and How We Can Prevent and Reverse It. Dallas: BenBella Books, 2022.

7 LUSTIG, R. H. **The Hacking of the American Mind**: The Science Behind the Corporate Takeover of Our Bodies and Brains. Nova York: Avery, 2017.

8 POPKIN, B. M.; DUFFEY, K. J. Does Hunger and Satiety Drive Eating Anymore? Increasing Eating Occasions and Decreasing Time Between Eating Occasions in The United States. **Am J Clin Nutr**, maio 2010, v. 91, n. 5, p. 1342-1347. Doi: 10.3945/ajcn.2009.28962.

9 DUFFEY, K. J.; PEREIRA, R. A.; POPKIN, B. M. Prevalence and Energy Intake from Snacking in Brazil: Analysis of The First Nationwide Individual Survey. **Eur J Clin Nutr**, 2013, v. 67, n. 8, p. 868-874. Doi: 10.1038/ejcn.2013.60.

10 WALL-E. Direção: Andrew Stanton. Produção: Pixar Animation Studios e Walt Disney Pictures. Estados Unidos, 2008. 96 min.

11 SAN-MILLÁN, I. The Key Role of Mitochondrial Function in Health and Disease. **Antioxidants**, 2023, v. 12, n. 4, p. 782. Doi: 10.3390/antiox12040782.

12 AMATI, F. *et al.* Physical Inactivity and Obesity Underlie The Insulin Resistance of Aging. **Diabetes Care**, ago. 2009, v. 32, n. 8, p. 1547-1549. Doi: 10.2337/dc09-0267.

13 FOSTER, R. Why Do We Sleep? **TEDGlobal 2013**, jun. 2013. Vídeo (21min32seg). Disponível em: www.ted.com/talks/russell_foster_why_do_we_sleep. Acesso em: 25 maio 2024.

14 WALKER, M. **Por que nós dormimos**: a nova ciência do sono e do sonho. Rio de Janeiro: Intrínseca, 2018.

15 BIG DATA: sua empresa está pronta para mergulhar no oceano de dados. **Exame**, 25 out. 2021. Disponível em: https://exame.com/negocios/big-data-sua-empresa-esta-pronta-para-mergulhar-no-oceano-de-dados/. Acesso em: 9 jul. 2024.

16 1 GIGA equivale a 100 páginas de papel A4. **Folha de Londrina**, 30 maio 2008. Disponível em: www.folhadelondrina.com.br/economia/1-giga-equivale-a-100-mil-paginas-de-papel-a4-642954.html?d=1. Acesso em: 9 jul. 2024.

17 WU, T. **The Attention Merchants**: The Epic Scramble to Get Inside Our Heads. Nova York: Vintage, 2016.

18 KAESS, M. *et al.* Pathological Internet Use Among European Adolescents: Psychopathology and Self-destructive Behaviours. **Eur Child Adolesc Psychiatry**, 2014, v. 23, n. 11, p. 1093-1102.

19 FIRTH, J. *et al.* The "Online Brain": How The Internet May Be Changing Our Cognition. **World Psychiatry**, v. 18, p. 119-129. Doi: 10.1002/wps.20617.

Capítulo 4: A diferença entre o remédio e o veneno é a dose

1 WALSCH, N. D. **Conversations With God**: An Uncommon Dialogue. London: Hodder & Stoughton, 2009.

2 CRUM, A.; SALOVEY, P.; ACHOR, S. Rethinking Stress: The Role of Mindsets in Determining the Stress Response. **Journal of Personality and Social Psychology**, abr. 2013, v. 104, n. 4, p. 716-733. Doi: 10.1037/a0031201.

3 PRIMEIRO-TENENTE (RM2-T) Milena. A tragédia em números: um balanço da calamidade no RS. **Agência Marinha de Notícias**, 20 maio 2024. Disponível em:

www.agencia.marinha.mil.br/cuidando-da-nossa-gente/tragedia-em-numeros-um-balanco-da-calamidade-no-rs. Acesso em: 26 maio 2024.

4 STRONGER (What Doesn't Kill You). Kelly Clarkson. In: **STRONGER**. Nova York: RCA Records, 2012.

5 SZABO, S. *et al.* "Stress" is 80 Years Old: From Hans Selye Original Paper in 1936 to Recent Advances in GI Ulceration. **Curr Pharm Des**, 2017, v. 23, n. 27, p. 4029-4041. Doi: 10.2174/1381612823666170622110046.

6 SZABO, S. *et al.* "Stress" is 80 Years Old: From Hans Selye Original Paper in 1936 to Recent Advances in GI Ulceration. **Curr Pharm Des**, 2017, v. 23, n. 27, p. 4029-4041. Doi: 10.2174/1381612823666170622110046.

7 SZABO, S. *et al.* "Stress" is 80 Years Old: From Hans Selye Original Paper in 1936 to Recent Advances in GI Ulceration. **Curr Pharm Des**, 2017, v. 23, n. 27, p. 4029-4041. Doi: 10.2174/1381612823666170622110046.

8 CALABRESE, E. J.; MATTSON, M. P. How Does Hormesis Impact Biology, Toxicology, and Medicine? **NPJ Aging and Mechanisms of Disease**, 15 set. 2017, v. 3, p. 13. Doi: 10.1038/s41514-017-0013-z.

9 MATTSON, M. P. Hormesis Defined. **Ageing Res Ver**, jan. 2008, v. 7, n. 1, p. 1-7. Doi: 10.1016/j.arr.2007.08.007.

10 DORIA, C. *et al.* Improved VO_2 Uptake Kinetics and Shift in Muscle Fiber Type in High-altitude Trekkers. **J Appl Physiol (1985)**, 2011, v. 111, n. 6, p. 1597-1605. Doi: 10.1152/japplphysiol.01439.2010.

11 LINTHORNE, N. P. Improvement in 100-m Sprint Performance at an Altitude of 2250 m. **Sports (Basel)**, 12 maio 2016, v. 4, n. 2, p. 29.

12 LI, J. *et al.* The Molecular Adaptive Responses of Skeletal Muscle to High-Intensity Exercise/Training and Hypoxia. **Antioxidants**, 2020, v. 9, n. 8, p. 656. Doi: 10.3390/antiox9080656.

13 LANG, T. F. *et al.* Adaptation of the Proximal Femur to Skeletal Unloading in Astronauts. **Journal of Bone and Mineral Research**, jun. 2004, v. 19, n. 6, p. 1006-1012. Doi: 10.1359/JBMR.040307.

14 COUNTERACTING Bone and Muscle Loss in Microgravity. **Nasa**, 1º dez. 2023. Disponível em: www.nasa.gov/missions/station/iss-research/counteracting-bone-and-muscle-loss-in-microgravity/. Acesso em: 27 maio 2024.

15 COUNTERACTING Bone and Muscle Loss in Microgravity. **Nasa**, 1º dez. 2023. Disponível em: www.nasa.gov/missions/station/iss-research/counteracting-bone-and-muscle-loss-in-microgravity/. Acesso em: 27 maio 2024.

16 HAGHAYEGH, S. *et al.* Before-bedtime Passive Body Heating by Warm Shower or Bath to Improve Sleep: A Systematic Review and Meta-analysis. **Sleep Medicine Reviews**, v. 46, 2019, p. 124-135. Doi: 10.1016/j.smrv.2019.04.008.

17 KRAUSE M. *et al.* Heat Shock Proteins and Heat Therapy for Type 2 Diabetes: Pros and Cons. **Curr Opin Clin Nutr Metab Care**, jul. 2015, v. 18, n. 4, p. 374-80. Doi: 10.1097/MCO.0000000000000183.

18 LAUKKANEN T. *et al.* Sauna Bathing is Associated with Reduced Cardiovascular Mortality and Improves Risk Prediction in Men and Women: A Prospective Cohort Study. **BMC Med**, nov. 2018, v. 16, n. 1, p. 219. Doi: 10.1186/s12916-018-1198-0.

19 THE BURDEN of Stress in America. **NPR/Robert Wood Johnson Foundation/Harvard School of Public Health**. Disponível em: https://media.npr.org/documents/2014/july/npr_rwfj_harvard_stress_poll.pdf. Acesso em: 23 jul. 2024.

20 KELLER, A. *et al.* Does The Perception That Stress Affects Health Matter? The Association with Health and Mortality. **Health Psychology**, set. 2012, v. 31, n. 5, p. 677-684. Doi: 10.1037/a0026743.

21 CRUM, A.; SALOVEY, P.; ACHOR, S. Rethinking Stress: The Role of Mindsets in Determining the Stress Response. **Journal of Personality and Social Psychology**, abr. 2013, v. 104, n. 4, p. 716-733. Doi: 10.1037/a0031201.

22 JAMIESON, J. P.; NOCK, M. K.; MENDES, W. B. Mind Over Matter: Reappraising Arousal Improves Cardiovascular and Cognitive Responses to Stress. **Journal of Experimental Psychology: General**, ago. 2012, v. 141, n. 3, p. 417-422. Doi: 10.1037/a0025719.

23 CRUM, A. J. *et al.* Mind Over Milkshakes: Mindsets, Not Just Nutrients, Determine Ghrelin Response. **Health Psychol**, jul. 2011, v. 30, n. 4, p. 424-429. Doi: 10.1037/a0023467.

24 BENEDETTI, F. *et al.* Open versus Hidden Medical Treatments: The Patient's Knowledge About a Therapy Affects the Therapy Outcome. **Prevention & Treatment**, v. 6, n. 1, Article 1a. Doi: 10.1037/1522-3736.6.1.61a.

25 CRUM A. J.; LANGER, E. J. Mind-set Matters: Exercise and the Placebo Effect. **Psychol Sci**, fev. 2007, v. 18, n. 2, p. 165-171. Doi: 10.1111/j.1467-9280.2007.01867.x.

26 Paracelso, cujo interesse abrangia áreas como química e biologia, é considerado um dos pioneiros da toxicologia moderna. Em seu trabalho intitulado *Terceira defesa*, ele declarou que "Somente a dose determina que uma coisa não é um veneno", encapsulando a ideia de que a toxicidade de qualquer substância depende da quantidade administrada. Esse conceito, frequentemente citado por meio da frase em latim *Sola dosis facit venenum*, ou seja, "Apenas a dose faz o veneno", sublinha que todas as substâncias podem ser tóxicas se consumidas em quantidades suficientemente grandes. Esse princípio é a base para o estabelecimento de limites de exposição seguros para produtos químicos e medicamentos até os dias atuais. (Fonte: WIKIPEDIA. **Paracelso**. Disponível em: https://pt.wikipedia.org/wiki/Paracelso. Acesso em: 4 nov. 2024).

Capítulo 5: Não ignore os sinais!

1 RIDGERS, B. (org.). **A arte dos negócios**. Rio de Janeiro: Zahar, 2014.

2 MORRIS, Z. S.; WOODING, S.; GRANT, J. The Answer is 17 Years, What Isthe Question: Understanding Time Lags in Translational Research. **Journal of**

the Royal Society of Medicine, 2011, v. 104, n. 12, p. 510-520. Doi:10.1258/jrsm.2011.110180.

3   BROWN, A. E.; WALKER, M. Genetics of Insulin Resistance and the Metabolic Syndrome. **Curr Cardiol Rep**, ago. 2016, v. 18, n. 8, p. 75. Doi: 10.1007/s11886-016-0755-4.

4   PPARG é um gene essencial para regular o armazenamento de gordura e a utilização de açúcares e gorduras pelo corpo. Ele ajuda a controlar como as células de gordura se desenvolvem e como o corpo responde à insulina, hormônio que ajuda a regular o nível de açúcar no sangue.

5   FTO é um gene que está principalmente associado ao controle do apetite e do metabolismo. Ele tem um papel relevante na maneira como o corpo regula o peso corporal e o apetite. Pessoas com certas variações nesse gene podem ter maior propensão a sentir fome, o que pode levar ao aumento do consumo de alimentos e, consequentemente, ao ganho de peso. Estudos mostram que variações no gene FTO estão ligadas à obesidade.

6   GOLDEN, S. H. *et al.* Racial/ethnic Differences in the Burden of Type 2 Diabetes Over the Life Course: a Focus on the USA and India. **Diabetologia**, out. 2019, v. 62, n. 10, p. 1751-1760. Doi: 10.1007/s00125-019-4968-0.

7   BRANDS, M. W.; MANHIANI, M. M. Sodium-Retaining Effect of Insulin in Diabetes. **Am. J. Physiol. Regul. Integr. Comp. Physiol.**, 1º dez. 2012, v. 303, n. 11, R1101.

8   A NO sintetase é uma enzima que produz óxido nítrico (NO), essencial para funções como comunicação neural, regulação da pressão arterial e resposta imune. Existem três tipos principais: nNOS, eNOS e iNOS, cada um atuando em diferentes áreas do corpo. Disfunções nessa enzima podem levar a várias doenças, incluindo as cardíacas e neurodegenerativas.

9   NGUYEN, S. *et al.* Sugar Sweetened Beverages, Serum Uric Acid, and Blood Pressure in Adolescents. **J. Pediatr.**, jun. 2009, v. 154, n. 6, p. 807-813. Doi: 10.1016/j.jpeds.2009.01.015.

10   POKHAREL, Y. *et al.* Association of Body Mass Index and Waist Circumference with Subclinical Atherosclerosis in Retired NFL Players. **South Med J**, out. 2014, v. 107, n. 10, p. 633-639. Doi: 10.14423/SMJ.0000000000000173.

11   ST-ONGE, M. P. Are Normal-Weight Americans Over-Fat? **Obesity (Silver Spring)**, nov. 2010, v. 18, n. 11, p. 2067-2068. Doi: 10.1038/oby.2010.103.

12   MAFFETONE, P. B.; RIVERA-DOMINGUEZ, I.; LAURSEN, P. B. Overfat and Underfat: New Terms and Definitions Long Overdue. **Front Public Health**, 3 jan. 2017, n. 4, p. 279. Doi: 10.3389/fpubh.2016.00279.

13   INSULIN Resistance. **Cleveland Clinic**, 2021. Disponível em: https://my.clevelandclinic.org/health/diseases/22206-insulin-resistance. Acesso em: 2 jun. 2024.

14   SHEN, W. *et al.* Waist Circumference Correlates with Metabolic Syndrome Indicators Better than Percentage Fat. **Obesity (Silver Spring)**, abr. 2006, v. 14, n. 4, p. 727-736. Doi: 10.1038/oby.2006.83.

15 ALEXANDER, C. A. *et al.* NCEP-Defined Metabolic Syndrome, Diabetes, and Prevalence of Coronary Heart Disease Among NHANES III Participants Age 50 Years and Older. **Diabetes**, 1º maio 2003, v. 52, n. 5, p. 1210-1214. Doi: 10.2337/diabetes.52.5.1210.

16 OBESITY: Identification, Assessment and Management. Clinical Guideline [CG189]. **Nacional Institute for Health and Care Excellence**, 27 nov. 2014. Disponível em: www.nice.org.uk/guidance/cg189. Acesso em: 23 jul. 2024

17 YANG, M. *et al.* Body Roundness Index Trajectories and the Incidence of Cardiovascular Disease: Evidence From the China Health and Retirement Longitudinal Study. **Journal of the American Heart Association**, v. 13, n. 19. Doi: 10.1161/JAHA.124.03476.

18 MAFFETONE, P. B.; RIVERA-DOMINGUEZ, I.; LAURSEN, P. B. Overfat and Underfat: New Terms and Definitions Long Overdue. **Front Public Health**, 3 jan. 2017, n. 4, p. 279. Doi: 10.3389/fpubh.2016.00279.

19 INSULIN Resistance. **Cleveland Clinic**, 2021. Disponível em: https://my.clevelandclinic.org/health/diseases/22206-insulin-resistance. Acesso em: 2 jun. 2024.

20 BECCO, L. B. The Hidden Liver Crisis. **Experience Life**, 28 mar. 2018. Disponível em: https://experiencelife.lifetime.life/article/the-hidden-liver-crisis/. Acesso em: 23 jul. 2024.

21 FREEMAN, A. M.; ACEVEDO, L. A.; PENNINGS, N. Insulin Resistance. 17 ago. 2023. In: **StatPearls**. Treasure Island (FL): StatPearls Publishing, jan. 2024. PMID: 29939616.

22 HALL, H. *et al.* Glucotypes Reveal New Patterns of Glucose Dysregulation. **PLoS Biol**, 24 jul. 2018, v. 16, n. 7, e2005143. Doi: 10.1371/journal.pbio.2005143.

23 OSLER (apud CHEHUEN NETO, J. A. *et al.* Percepção da aplicabilidade da medicina baseada em evidência. **HU Revista**, Juiz de Fora, v. 34, n. 1, p. 33-39, 2008.

24 LUSTIG, R. H. **Metabolical**: The Lure and the Lies of Processed Food, Nutrition, and Modern Medicine. Nova York: Harper, 2021.

25 MCAULEY, K. A. *et al.* Diagnosing Insulin Resistance in the General Population. **Diabetes Care**, mar. 2001, v. 24, n. 3, p. 460-464. Doi: 10.2337/diacare.24.3.460.

26 NICHOLS, G. A.; HILLIER, T. A.; BROWN, J. B. Normal Fasting Plasma Glucose and Risk of Type 2 Diabetes Diagnosis. **Am J Med**, jun. 2008, v. 121, n. 6, p. 519-524. Doi: 10.1016/j.amjmed.2008.02.026.

27 UNDERSTANDING Diabetes Diagnosis. **American Diabetes Association**, [s.d.]. Disponível em: https://diabetes.org/about-diabetes/diagnosis. Acesso em: 18 jul. 2024.

28 BONORA, E. *et al.* Homeostasis Model Assessment Closely Mirrors the Glucose Clamp technique in the Assessment of Insulin Sensitivity: Studies in Subjects With Various Degrees of Glucose Tolerance and Insulin Sensitivity. **Diabetes Care**, jan. 2000, v. 23, n. 1, p. 57-63. Doi: 10.2337/diacare.23.1.57.

29 JUAN, F. *et al.* Diagnosing Insulin Resistance by Simple Quantitative Methods in Subjects With Normal Glucose Metabolism. **Diabetes Care**, 1º dez. 2003, v. 26, n. 12, p. 3320-3325. Doi: 10.2337/diacare.26.12.3320.

30 RODACKI, M. *et al.* **Diagnóstico de diabetes mellitus**. Diretriz Oficial da Sociedade Brasileira de Diabetes (2024). Disponível em: https://diretriz. diabetes.org.br/diagnostico-de-diabetes-mellitus/. Acesso em: 4 nov. 2024.

31 RODACKI, M. *et al.* **Diagnóstico de diabetes mellitus**. Diretriz Oficial da Sociedade Brasileira de Diabetes (2024). Disponível em: https://diretriz. diabetes.org.br/diagnostico-de-diabetes-mellitus/. Acesso em: 4 nov. 2024.

32 HREBICEK, J. *et al.* Detection of Insulin Resistance by Simple Quantitative Insulin Sensitivity Check Index QUICKI for Epidemiological Assessment and Prevention. **J Clin Endocrinol Metab**, jan. 2002, v. 87, n. 1, p. 144-147. Doi: 10.1210/jcem.87.1.8292.

33 LOPEZ-JARAMILLO, P. *et al.* Association of Triglyceride Glucose Index As a Measure of Insulin Resistance with Mortality and Cardiovascular Disease in Populations from Five Continents (PURE Study): A Prospective Cohort Study. **The Lancet Healthy Longevity**, v. 4, n. 1, e23-e33.

34 LI, C. *et al.* Does the Association of the Triglyceride to High-Density Lipoprotein Cholesterol Ratio With Fasting Serum Insulin Differ by Race/Ethnicity? **Cardiovasc Diabetol**, 2008, v. 7, p. 4. Doi: 10.1186/1475-2840-7-4.

35 LI, C. *et al.* Does the Association of the Triglyceride to High-Density Lipoprotein Cholesterol Ratio With Fasting Serum Insulin Differ by Race/Ethnicity? **Cardiovasc Diabetol**, 2008, v. 7, p. 4. Doi: 10.1186/1475-2840-7-4.

36 LANASPA, M. A. *et al.* Uric Acid Induces Hepatic Steatosis by Generation of Mitochondrial Oxidative Stress: Potential Role in Fructose – Dependent and – Independent Fatty Liver. **J Biol Chem**, 23 nov. 2012, v. 287, n. 48, p. 40732-40744. Doi: 10.1074/jbc.M112.399899.

37 LANASPA, M. A. *et al.* Uric Acid Induces Hepatic Steatosis by Generation of Mitochondrial Oxidative Stress: Potential Role in Fructose – Dependent and – Independent Fatty Liver. **J Biol Chem**, 23 nov. 2012, v. 287, n. 48, p. 40732-40744. Doi: 10.1074/jbc.M112.399899.

38 PREETHI, B. L. *et al.* High-sensitivity C-reactive Protein a Surrogate Marker of Insulin Resistance. **Academic Journals**, abr. 2013, v. 4, n. 3, p. 29-36. Doi: 10.5897/JPAP11.019.

39 PLoS One. 2010 Sep 8;5(9):e12244. Homocysteine-Lowering by B Vitamins Slows the Rate of Accelerated Brain Atrophy in Mild Cognitive Impairment: A Randomized Controlled Trial. Doi: 10.1371/journal.pone.0012244

40 DIAGNOSIS: DIET. **Carbohydrate Sensitivity Quiz**. Disponível em: www.diagnosisdiet.com/full-article/carbohydrate-sensitivity-quiz?. Acesso em: 4 nov. 2024.

Capítulo 6: Coma bem!

1 FOOD, Inc. Direção: Robert Kenner. Estados Unidos: Participant Media; Dogwoof Films; River Road Entertainment, 2008. Vídeo (93min).

2 JALONICK, M. C. Pizza is a Vegetable? Congress Says Yes. **NBC News**, 15 nov. 2011. Disponível em: www.nbcnews.com/health/health-news/pizza-vegetable-congress-says-yes-flna1c9453097_; WINSTEAD, L. Is Pizza a Vegetable? Well, Congress Says So. **The Guardian**. Disponível em: www.theguardian.com/commentisfree/cifamerica/2011/nov/18/pizza-vegetable-congress-says-so. Acessos em: 4 nov. 2024.

3 MONTEIRO, C. A. *et al.* The UN Decade of Nutrition, the NOVA Food Classification and the Trouble With Ultra-Processing. **Public Health Nutrition**, 2018, v. 21, n. 1, p. 5-17. Doi: 10.1017/S1368980017000234.

4 GEARHARDT, A. N.; SCHULTE, E. M. Is Food Addictive? A Review of the Science. **Annu Rev Nutr**, out. 2021, v. 41, p. 387-410. Doi: 10.1146/annurev-nutr-110420-111710.

5 MOSS, M. **Hooked**: Food, Free Will, and How the Food Giants Exploit Our Addictions. Nova York: Random House, 2021.

6 GEARHARDT, A. V.; SCHULTE, E. M. Is Food Addictive? A Review of the Science. **Ann Rev of Nutr**, out. 2021, v. 41, p. 387-410. Doi: 10.1146/annurev-nutr-110420-111710.

7 GEARHARDT, A. V.; SCHULTE, E. M. Is Food Addictive? A Review of the Science. **Ann Rev of Nutr**, out. 2021, v. 41, p. 387-410. Doi: 10.1146/annurev-nutr-110420-111710.

8 HALL K.D. *et al.* Ultra-Processed Diets Cause Excess Calorie Intake and Weight Gain: An Inpatient Randomized Controlled Trial of Ad Libitum Food Intake. **Cell Metab**, 6 out. 2020, v. 32, n. 4, p. 690. Doi: 10.1016/j.cmet.2020.08.014.

9 A CLASSIFICAÇÃO Nova. **Nupens**, 2024. Disponível: www.fsp.usp.br/nupens/a-classificacao-nova/. Acesso em: 10 jun. 2024.

10 GOLDENBERG, J. Z. *et al.* Efficacy and Safety of Low and Very Low Carbohydrate Diets for Type 2 Diabetes Remission: Systematic Review and Meta-analysis of Randomised Controlled Trials. **BMJ**, 372, m4743, 2021. Doi: 10.1136/bmj.m4743.

11 LIEBERMAN, D. **The Story of the Human Body**: Evolution, Health and Disease. Londres: Penguin Books Ltd., 2014.

12 SUNDBORN, G. *et al.* Are Liquid Sugars Different from Solid Sugar in Their Ability to Cause Metabolic Syndrome? **Obesity (Silver Spring)**, jun. 2019, v. 27, n. 6, p. 879-887. Doi: 10.1002/oby.22472.

13 SUNDBORN, G. *et al.* Are Liquid Sugars Different from Solid Sugar in Their Ability to Cause Metabolic Syndrome? **Obesity (Silver Spring)**, jun. 2019, v. 27, n. 6, p. 879-887. Doi: 10.1002/oby.22472.

14 SUNDBORN, G. *et al.* Are Liquid Sugars Different from Solid Sugar in Their Ability to Cause Metabolic Syndrome? **Obesity (Silver Spring)**, jun. 2019, v. 27, n. 6, p. 879-887. Doi: 10.1002/oby.22472.

15 PAGE, K. A. *et al.* Effects of Fructose vs Glucose on Regional Cerebral Blood Flow in Brain Regions Involved with Appetite and Reward Pathways. **JAMA**, 2 jan. 2013, v. 309, n. 1, p. 63-70. Doi: 10.1001/jama.2012.116975.

16 LUSTIG, R. H. Fructose: It's "Alcohol Without the Buzz". **Adv Nutr.**, 1º mar. 2013, v. 4, n. 2, p. 226-235. Doi: 10.3945/an.112.002998.

17 SUNDBORN, G. *et al.* Are Liquid Sugars Different from Solid Sugar in Their Ability to Cause Metabolic Syndrome? **Obesity (Silver Spring)**, jun. 2019, v. 27, n. 6, p. 879-887. Doi: 10.1002/oby.22472.

18 O'DEA, K. Marked Improvement in Carbohydrate and Lipid Metabolism in Diabetic Australian Aborigines After Temporary Reversion to Traditional Lifestyle. **Diabetes**, jun. 1984, v. 33, n. 6, p. 596-603. Doi: 10.2337/diab.33.6.596.

19 SHUKLA, A. P. *et al.* Effect of Food Order on Ghrelin Suppression. **Diabetes Care**, 2018, v. 41, n. 5, e76-e77. Doi: 10.2337/dc17-2244.

20 NISHINO, K. *et al.* Consuming Carbohydrates After Meat or Vegetables Lowers Postprandial Excursions of Glucose and Insulin in Nondiabetic Subjects. **J Nutr Sci Vitaminol (Tokyo)**, 2018, v. 64, n. 5, p. 316-320. Doi: 10.3177/jnsv.64.316.

21 SHUKLA, A. P. *et al.* Food Order Has a Significant Impact on Postprandial Glucose and Insulin Levels. **Diabetes Care**, jul. 2015, v. 38, n. 7, e98-e99. Doi: 10.2337/dc15-0429.

22 KUBOTA, S. *et al.* A Review of Recent Findings on Meal Sequence: An Attractive Dietary Approach to Prevention and Management of Type 2 Diabetes. **Nutrients**, ago. 2020, v. 12, n. 9, p. 2502. Doi: 10.3390/nu12092502.

23 JOHNSTON, C. S.; KIM, C. M.; BULLER, A. J. Vinegar Improves Insulin Sensitivity to a High-carbohydrate Meal in Subjects With Insulin Resistance or Type 2 Diabetes. **Diabetes Care**, 2015, v. 28, n. 12, p. 3066-3068.

24 SUGIYAMA, M. *et al.* Glycemic Index of Single and Mixed Meal Foods Among Common Japanese Foods with White Rice as a Reference Food. **European Journal of Clinical Nutrition**, 2017, v. 57, n. 6, p. 743-752.

Capítulo 7: Jejue bem!

1 VAN AMSTEL, N. A.; QUITZAU, E. A.; SILVA, M. M. O corpo como residência do Espírito Santo: a educação do corpo na obra de Benjamin Franklin (1732-1790). **Revista Brasileira de História e Educação**, 2021, v. 21. Disponível em: www.scielo.br/j/rbhe/a/7QZKNgshFgxSv8BFNzGxsgD/?lang=pt&format=pdf. Acesso em: 30 jul. 2024.

2 POPKIN, B. M.; DUFFEY, K. J. Does Hunger and Satiety Drive Eating Anymore? Increasing Eating Occasions and Decreasing Time Between Eating Occasions in The United States. **Am J Clin Nutr**, maio 2010, v. 91, n. 5, p. 1342-1347. Doi: 10.3945/ajcn.2009.28962.

3   POPKIN, B. M.; DUFFEY, K. J. Does Hunger and Satiety Drive Eating Anymore? Increasing Eating Occasions and Decreasing Time Between Eating Occasions in The United States. **Am J Clin Nutr**, maio 2010, v. 91, n. 5, p. 1342-1347. Doi: 10.3945/ajcn.2009.28962.

4   DUFFEY, K. J.; PEREIRA, R. A.; POPKIN, B. M. Prevalence and Energy Intake from Snacking in Brazil: Analysis of The First Nationwide Individual Survey. **Eur J Clin Nutr.**, 29 set. 2013, v. 67, n. 8, p. 868-874. Doi: 10.1038/ejcn.2013.60.

5   PAOLI, A. *et al.* The Influence of Meal Frequency and Timing on Health in Humans: The Role of Fasting. **Nutrients**, 2019, v. 11, n. 4, p. 719. Doi: 10.3390/nu11040719.

6   PAOLI, A. *et al.* The Influence of Meal Frequency and Timing on Health in Humans: The Role of Fasting. **Nutrients**, 2019, v. 11, n. 4, p. 719. Doi: 10.3390/nu11040719.

7   PAOLI, A. *et al.* The Influence of Meal Frequency and Timing on Health in Humans: The Role of Fasting. **Nutrients**, 2019, v. 11, n. 4, p. 719. Doi: 10.3390/nu11040719.

8   GILL, S.; PANDA, S. A Smartphone App Reveals Erratic Diurnal Eating Patterns in Humans that Can Be Modulated for Health Benefits. **Cell Metabolism**, 3 nov. 2015, v. 22, p. 789. Doi: 10.1016/j.cmet.2015.09.005.

9   KAHLEOVA, H. *et al.* Meal Frequency and Timing Are Associated with Changes in Body Mass Index in Adventist Health Study 2. **J Nutr**, set. 2017, v. 147, n. 9, p. 1722-1728. Doi: 10.3945/jn.116.244749.

10   GILL, S.; PANDA, S. A Smartphone App Reveals Erratic Diurnal Eating Patterns in Humans that Can Be Modulated for Health Benefits. **Cell Metabolism**, 3 nov. 2015, v. 22, p. 789. Doi: 10.1016/j.cmet.2015.09.005.

11   PANDA, S. **The Circadian Code**: Lose Weight, Supercharge Your Energy, and Transform Your Health from Morning to Midnight: Longevity Book. Emmaus: Rodale Books, 2020.

12   LEUNG, G. K. W. *et al.* Time of Day Difference in Postprandial Glucose and Insulin Responses: Systematic Review and Meta-analysis of Acute Postprandial Studies. **Chronobiol Int**, 2020, v. 37, n. 3, p. 311-326. Doi: 1080/07420528.2019.1683856.

13   ADAFER, R. *et al.* Food Timing, Circadian Rhythm and Chrononutrition: a Systematic Review of Time-restricted Eating's Effects on Human Health. **Nutrients**, 2020, v. 12, n. 12, p. 3770. Doi: 3390/nu12123770.

14   ZEB, F. *et al.* Time-restricted Feeding Regulates Molecular Mechanisms with Involvement of Circadian Rhythm to Prevent Metabolic Diseases. **Nutrition**, 2021, v. 89, 2021, 111244. Doi: 10.1016/j.nut.2021.111244.

15   VUJOVIĆ, N. *et al.* Late Isocaloric Eating Increases Hunger, Decreases Energy Expenditure, And Modifies Metabolic Pathways in Adults with Overweight and Obesity. **Cell Metab**, 4 out. 2022, v. 34, n. 10, p. 1486-1498.e7. Doi: 10.1016/j.cmet.2022.09.007.

16 XIE, Z. *et al.* Randomized Controlled Trial for Time-Restricted Eating in Healthy Volunteers Without Obesity. **Nat Commun**, 22 fev. 2022, v. 13, n. 1, p. 1003. Doi: 10.1038/s41467-022-28662-5.

17 SUTTON, E. F. *et al.* Early Time-Restricted Feeding Improves Insulin Sensitivity, Blood Pressure, and Oxidative Stress Even without Weight Loss in Men with Prediabetes. **Cell Metab**, 5 jun. 2018, v. 27, n. 6, p.1212-1221.e3. Doi: 10.1016/j.cmet.2018.04.010.

18 KOPPOLD, D. A. *et al.* International Consensus on Fasting Terminology. **Cell Metabolism**, 25 jul. 2024. Doi: 10.1016/j.cmet.2024.06.013.

19 A falta de consenso sobre a terminologia atrapalha a interpretação dos diferentes tipos, que podem ser vistos como diferentes doses. Porém, recentemente houve um painel de especialistas que buscou padronizar as estratégias para que os efeitos de cada dose diferente possam ser comparados.

20 VARADY, K. A, *et al.* Clinical Application of Intermittent Fasting for Weight Loss: Progress and Future Directions. **Nat Rev Endocrinol**, maio 2022, v. 18, n. 5, p. 309-321. Doi: 10.1038/s41574-022-00638-x.

21 DE CABO, R.; MATTSON, M. P. Effects of Intermittent Fasting on Health, Aging, and Disease. **N Engl J Med**, 2019, v. 381, n. 26, p. 2541-2551. Doi:10.1056/NEJMra1905136.

22 LEVINE, B.; KLIONSKY, D. J. Autophagy Wins the 2016 Nobel Prize in Physiology or Medicine: Breakthroughs in Baker's Yeast Fuel Advances in Biomedical Research. **PNAS**, 30 dez. 2016, v. 114, n. 2, p. 201-205. Doi: 10.1073/pnas.1619876114.

23 LEVINE, B.; KROEMER, G. Autophagy in the Pathogenesis of Disease. **Cell**, 11 jan. 2008, v. 132, n. 1, p. 27-42. Doi: 10.1016/j.cell.2007.12.018.

24 LIN, S. *et al.* Time-Restricted Eating Without Calorie Counting for Weight Loss in a Racially Diverse Population: A Randomized Controlled Trial. **Ann Intern Med**, jul. 2023, v. 176, n. 7, p. 885-895. Doi: 10.7326/M23-0052.

25 CAHILL, G. F. Jr.; VEECH, R. L. Ketoacids? Good Medicine? **Trans Am Clin Climatol Assoc**, 2003, v. 114, p. 149-161.

26 CAHILL, G. F. Jr.; VEECH, R. L. Ketoacids? Good Medicine? **Trans Am Clin Climatol Assoc**, 2003, v. 114, p. 149-161.

27 CAHILL, G. F. Jr. Fuel Metabolism in Starvation. **Annu Rev Nutr**, 2006, v. 26, p. 1-22. Doi: 10.1146/annurev.nutr.26.061505.111258.

28 CAHILL, G. F. Jr. Fuel Metabolism in Starvation. **Annu Rev Nutr**, 2006, v. 26, p. 1-22. Doi: 10.1146/annurev.nutr.26.061505.111258.

29 DE CABO, R.; MATTSON, M. P. Effects of Intermittent Fasting on Health, Aging, and Disease. **N Engl J Med**, 2019, v. 381, n. 26, p. 2541-2551. Doi: 10.1056/NEJMra1905136.

30 PATEL, J. N. *et al.* Norepinephrine Spillover from Human Adipose Tissue Before and After A 72-Hour Fast. **J Clin Endocrinol Metab**, 2002, v. 87, n. 7, p. 3373-3377. Doi: 10.1210/jcem.87.7.8695.

31 ZAUNER, C. *et al.* Resting Energy Expenditure in Short-Term Starvation Is Increased as A Result of An Increase in Serum Norepinephrine. **Am J Clin Nutr**, 2000, v. 71, n. 6, p. 1511-1515. Doi: 10.1093/ajcn/71.6.1511.

32 MORO, T. *et al.* Effects of Eight Weeks of Time-restricted Feeding (16/8) on Basal Metabolism, Maximal Strength, Body Composition, Inflammation, and Cardiovascular Risk Factors in Resistance-trained Males. **J Transl Med**, 13 out. 2016, v. 14, n. 1, p. 290. Doi: 10.1186/s12967-016-1044-0.

33 TINSLEY, G. M. *et al.* Time-restricted Feeding Plus Resistance Training In Active Females: A Randomized Trial. **Am J Clin Nutr**, 1º set. 2019, v. 110, n. 3, p. 628-640. Doi: 10.1093/ajcn/nqz126.

34 KEENAN, S.; COOKE, M. B.; BELSKI, R. The Effects of Intermittent Fasting Combined with Resistance Training on Lean Body Mass: A Systematic Review of Human Studies. **Nutrients**, 6 ago. 2020, v. 12, n. 8, p. 2349. Doi: 10.3390/nu12082349.

35 VARADY, K. A. *et al.* Clinical Application of Intermitente Fasting for Weight Loss: Progress and Future Directions. **Nat Rev Endocrinol**, maio 2022, v. 18, n. 5, p. 309-321. Doi: 10.1038/s41574-022-00638-x.

36 KLEMPEL, M. C. *et al.* Dietary and Physical Activity Adaptations to Alternate Day Modified Fasting: Implications for Optimal Weight Loss. **Nutr J**, 3 set. 2010, v. 9, p. 35. Doi: 10.1186/1475-2891-9-35.

Capítulo 8: Durma bem!

1 QUINTANA, M. **Para viver com poesia**. Rio de Janeiro: Globo, 2007.

2 IARC Working Group on the Identification of Carcinogenic Hazards to Humans. **Night Shift Work**. Lyon (FR): International Agency for Research on Cancer, 2020.

3 IARC Working Group on the Identification of Carcinogenic Hazards to Humans. **Night Shift Work**. Lyon (FR): International Agency for Research on Cancer, 2020.

4 OOMS, S. *et al.* Effect of 1 Night of Total Sleep Deprivation On Cerebrospinal Fluid B-Amyloid 42 In Healthy Middle-Aged Men: A Randomized Clinical Trial. **JAMA Neurol**, ago. 2014, v. 71, n. 8, p. 971-977. Doi: 10.1001/jamaneurol.2014.1173.

5 PANDA, S. **The Circadian Code**: Lose Weight, Supercharge Your Energy, and Transform Your Health from Morning to Midnight: Longevity Book. Emmaus: Rodale Books, 2020.

6 FOSTER, R. Why do we sleep? **TEDGlobal**, jun. 2013. Vídeo (21min32seg). Disponível em: www.ted.com/talks/russell_foster_why_do_we_sleep. Acesso em: 25 maio 2024.

7 WALKER, M. **Por que nós dormimos**: a nova ciência do sono e do sonho. Rio de Janeiro: Intrínseca, 2018.

8 ATTIA, P. **Outlive**: a arte e a ciência de viver mais e melhor. Rio de Janeiro: Intrínseca, 2023.

9   SPIEGEL, K.; LEPROULT, R.; VAN CAUTER, E. Impact Of Sleep Debt On Metabolic And Endocrine Function. **Lancet**, 23 out. 1999, v. 354, n. 9188, p. 1435-1439. Doi: 10.1016/S0140-6736(99)01376-8.

10 MATTSON, M. P. *et al.* Meal Frequency and Timing in Health and Disease. **Proc Natl Acad Sci U S A**, 25 nov. 2014, v. 111, n. 47, p. 16647-16653. Doi: 10.1073/pnas.1413965111.

11 MATTSON, M. P. *et al.* Meal Frequency and Timing in Health and Disease. **Proc Natl Acad Sci U S A**, 25 nov. 2014, v. 111, n. 47, p. 16647-16653. Doi: 10.1073/pnas.1413965111.

12 SPIEGEL, K.; LEPROULT, R.; VAN CAUTER, E. Impact of Sleep Debt On Metabolic And Endocrine Function. **Lancet**, 23 out. 1999, v. 354, n. 9188, p. 1435-1439. Doi: 10.1016/S0140-6736(99)01376-8.

13 BRASIL. Ministério da Saúde. **Você já teve insônia?** Saiba que 72% dos brasileiros sofrem com alterações no sono. 17 mar. 2023. Disponível em: www.gov.br/saude/pt-br/assuntos/noticias/2023/marco/voce-ja-teve-insonia-saiba-que-72-dos-brasileiros-sofrem-com-alteracoes-no-sono. Acesso em: 29 jul. 2024.

14 TAMASSIA, C. Uso de remédios para dormir teve aumento de 30% nas vendas no Brasil entre 2019 e 2023. **CBN**, 3 nov. 2023. Disponível em: https://cbn.globoradio.globo.com/media/audio/424261/uso-de-remedios-para-dormir-teve-aumento-de-30-nas.htm. Acesso em: 29 jul. 2024.

15 SPIEGEL, K.; LEPROULT, R.; VAN CAUTER, E. Impact of Sleep Debt On Metabolic And Endocrine Function. **Lancet**, 23 out. 1999, v. 354, n. 9188, p. 1435-1439. Doi: 10.1016/S0140-6736(99)01376-8.

16 WALKER, M. **Por que nós dormimos**: a nova ciência do sono e do sonho. Rio de Janeiro: Intrínseca, 2018.

17 PROFESSOR Russell Foster. **University of Oxford**, [s.d.]. Disponível em: www.ox.ac.uk/research/research-in-conversation/healthy-body-healthy-mind/russell-foster. Acesso em: 29 jul. 2024.

18 FOSTER, R. G. Sleep, Circadian Rhythms and Health. **Interface Focus**, 6 jun. 2020, v. 10, n. 3, 20190098. Doi: 10.1098/rsfs.2019.0098.

19 BROUSSARD, J. L. *et al.* Impaired Insulin Signaling in Human Adipocytes After Experimental Sleep Restriction: A Randomized, Crossover Study. **Ann Intern Med**, 16 out. 2012, v. 157, n. 8, p. 549-557. Doi: 10.7326/0003-4819-157-8-201210160-00005.

20 LUSTIG, R. H. **The Hacking of the American Mind**: The Science Behind the Corporate Takeover of Our Bodies and Brains. Nova York: Avery, 2017.

21 GUJAR, N. *et al.* Sleep Deprivation Amplifies Reactivity of Brain Reward Networks, Biasing the Appraisal of Positive Emotional Experiences. **J Neurosci**, 23 mar. 2011, v. 31, n. 12, p. 4466-4474. Doi: 10.1523/JNEUROSCI.3220-10.2011.

22 BRONDEL, L. *et al.* Acute Partial Sleep Deprivation Increases Food Intake in Healthy Men. **Am J Clin Nutr**, jun. 2010, v. 91, n. 6, p. 1550-1559. Doi: 10.3945/ajcn.2009.28523.

23 TASALI, E. *et al.* Effect of Sleep Extension on Objectively Assessed Energy Intake Among Adults with Overweight in Real-life Settings: A Randomized Clinical Trial. **JAMA Internal Medicine**, 2022, v. 182, n. 4, p. 365-374. Doi: 10.1001/jamainternmed.2021.8098.

24 SPIEGEL, K.; LEPROULT, R.; VAN CAUTER, E. Impact of Sleep Debt on Metabolic and Endocrine Function. **Lancet**, 23 out. 1999, v. 354, n. 9188, p. 1435-1439. Doi: 10.1016/S0140-6736(99)01376-8.

25 CEDERNAES, J.; SCHIÖTH, H. B.; BENEDICT, C. Role of Circadian Rhythms in the Regulation of Metabolism. **Journal of Endocrinology**, 2015, v. 227, n. 2, R55-R71. Doi: 10.1530/JOE-15-0135.

26 BUYSSE, D. J. *et al.* Validation of the SATED Sleep Quality Scale. **Sleep Health**, 2017, v. 3, n. 1, p. 54-58.

27 ZHU, H. *et al.* Moderate UV Exposure Enhances Learning and Memory by Promoting a Novel Glutamate Biosynthetic Pathway in the Brain. **Cell**, 14 jun. 2018, v. 173, n. 7, p. 1716-1727.e17. Doi: 10.1016/j.cell.2018.04.014.

28 CAMPBELL, P. D.; MIILER, A. M.; WOESNER, M. E. Bright Light Therapy: Seasonal Affective Disorder and Beyond. **Einstein J Biol Med**, 2017, v. 32, E13-E25.

29 SALEHPOUR, F. *et al.* Brain Photobiomodulation Therapy: A Narrative Review. **Mol Neurobiol**, ago. 2018, v. 55, n. 8, p. 6601-6636. Doi: 10.1007/s12035-017-0852-4.

30 WALKER, M. **Por que nós dormimos**: a nova ciência do sono e do sonho. Rio de Janeiro: Intrínseca, 2018.

31 PANDA, S. **The Circadian Code**: Lose Weight, Supercharge Your Energy, and Transform Your Health from Morning to Midnight: Longevity Book. Emmaus: Rodale Books, 2020.

32 WALKER, M. **Por que nós dormimos**: a nova ciência do sono e do sonho. Rio de Janeiro: Intrínseca, 2018.

33 HOW to Use the Science of the Body Clock to Improve Our Sleep and Health. **SCNi**, 16 maio 2022. Disponível em: www.scni.ox.ac.uk/news/how-to-use-the-science-of-the-body-clock-to-improve-our-sleep-and-health. Acesso em: 29 jul. 2024.

34 EBRAHIM, I. O. *et al.* Alcohol and Sleep I: Effects on Normal Sleep. **Alcohol Clin Exp Res**, abr. 2013, v. 37, n. 4, p. 539-549. Doi: 10.1111/acer.12006.

35 STEIN, M. D.; FRIEDMANN, P. D. Disturbed Sleep and Its Relationship to Alcohol Use. **Subst Abus**, mar. 2005, v. 26, n. 1, p. 1-13. Doi: 10.1300/j465v26n01_01.

36 STEIN, M. D.; FRIEDMANN, P. D. Disturbed Sleep and Its Relationship to Alcohol Use. **Subst Abus**, mar. 2005, v. 26, n. 1, p. 1-13. Doi: 10.1300/j465v26n01_01.

37 WALKER, M. **Por que nós dormimos**: a nova ciência do sono e do sonho. Rio de Janeiro: Intrínseca, 2018.

38 VAN CAUTER, E., *et al*. Sleep and Endocrine Release: Importance of Sleep for GH Secretion. **Journal of Clinical Endocrinology & Metabolism**, 2000, v. 85, n. 6, p. 2147-2154.

39 Early Time-Restricted Feeding Improves Insulin Sensitivity, Blood Pressure, and Oxidative Stress Even Without Weight Loss in Men with Prediabetes. **Cell Metabolism**, v. 27, n. 6, p. 1212-1221.

40 WALKER, M. **Por que nós dormimos**: a nova ciência do sono e do sonho. Rio de Janeiro: Intrínseca, 2018.

41 HELD, K. *et al*. Oral Mg(2+) Supplementation Reverses Age-related Neuroendocrine and Sleep EEG Changes in Humans. **Pharmacopsychiatry**, jul. 2002, v. 35, n. 4, p. 135-143. Doi: 10.1055/s-2002-33195.

42 ABBASI, B. *et al*. The Effect of Magnesium Supplementation on Primary Insomnia in Elderly: A Double-blind Placebo-controlled Clinical Trial. **J Res Med Sci**, dez. 2012, v. 17, n. 12, p. 1161-1169.

43 ZICK, S. M. **Journal of Clinical Psychopharmacology**, 2011, v. 31, n. 4, p. 437-442. Doi: 10.1097/JCP.0b013e318222be21. Disponível em: https://pubmed.ncbi.nlm.nih.gov/21869691/. Acesso em: 11 nov. 2024.

44 AKHONDZADEH, S. *et al*. Melissa Officinalis Extract in the Treatment of Patients with Mild to Moderate Alzheimer's Disease: A Double Blind, Randomised, Placebo Controlled Trial. **Journal of Neurology, Neurosurgery, and Psychiatry**, 2003, v. 74, n. 7, p. 863-866. Doi: 10.1136/jnnp.74.7.863.

Capítulo 9: Mexa-se!

1 A QUOTE by Zig Ziglar. **Goodreads**. Disponível em: www.goodreads.com/quotes/784099-people-often-say-motivation-doesn-t-last-neither-does-bathing-that-s-why. Acesso em: 29 nov. 2024. Tradução livre.

2 GALLARDO-GÓMEZ, D. *et al*. Optimal Dose And Type Of Exercise To Improve Cognitive Function In Older Adults: A Systematic Review And Bayesian Model-Based Network Meta-Analysis Of RCTs. **Ageing Research Reviews**, abr. 2022, v. 76, 101591. Doi: 10.1016/j.arr.2022.101591.

3 METs, ou Equivalentes Metabólicos, são uma medida que expressa o gasto energético de uma atividade física em comparação com o repouso. Um MET é definido como a quantidade de oxigênio consumida enquanto uma pessoa está sentada em repouso; é aproximadamente igual a 3,5 ml de oxigênio por kg de peso corporal por minuto. Atividades são classificadas em diferentes intensidades com base em quantos METs são consumidos enquanto a atividade é realizada: leve – menos de 3 METs. Exemplos incluem caminhar devagar, realizar tarefas domésticas leves como lavar louça, e outras atividades que não exigem muito esforço físico; moderada – entre 3 e 6 METs. Atividades nessa faixa incluem caminhar a um ritmo de 5 km/h, dançar de forma moderada, praticar jardinagem, andar de bicicleta

em terreno plano a uma velocidade lenta a moderada, entre outras; forte (vigorosa) – mais de 6 METs. Exemplos de exercícios que se enquadram nesta categoria são correr, nadar de forma rápida, andar de bicicleta em terreno acidentado ou em alta velocidade, pular corda, além de esportes intensos, como futebol, basquete ou tênis.

4 WHO. World Health Organization. **Recomendações da OMS para atividade física e comportamento sedentário**: resumo. [WHO guidelines on physical activity and sedentary behavior: at a glance] Genebra: World Health Organization, 2020. Disponível em: https://iris.who.int/bitstream/hand le/10665/337001/9786500150216-por.pdf?sequence=123&isAllowed=y. Acesso em: 31 jul. 2024.

5 WHO. World Health Organization. **Nearly 1.8 Billion Adults at Risk of Disease from Not Doing Enough Physical Activity**, 26 jun. 2024. Disponível em: www. who.int/news/item/26-06-2024-nearly-1.8-billion-adults-at-risk-of-disease-from-not-doing-enough-physical-activity. Acesso em: 31 jul. 2024.

6 WHO. World Health Organization. **Global Status Report on Physical Activity 2022**. Genebra: World Health Organization, 2022. Disponível em: www.who. int/publications/i/item/9789240059153. Acesso em: 31 jul. 2024.

7 VITAL Strategies Brasil *et al*. Inquérito telefônico de fatores de risco para doenças crônicas não transmissíveis em tempos de pandemia: Covitel 2023. São Paulo: Vital Strategies; Umane, 2023.

8 CHEVAL, B. *et al*. Avoiding Sedentary Behaviors Requires More Cortical Resources than Avoiding Physical Activity: An EEG Study: An EEG study. **Neuropsychologia**, out. 2018, v. 119, p. 68-80. Doi: 10.1016/j. neuropsychologia.2018.07.029.

9 SAN-MILLÁN, I. The Key Role of Mitochondrial Function in Health and Disease. **Antioxidants**, 2023, v. 12, n. 4, p. 782. Doi: 10.3390/antiox12040782.

10 SAN-MILLÁN, I. The Key Role of Mitochondrial Function in Health and Disease. **Antioxidants**, 2023, v. 12, n. 4, p. 782. Doi: 10.3390/antiox12040782.

11 SAN-MILLÁN, I.; BROOKS, G. A. Assessment of Metabolic Flexibility by Means of Measuring Blood Lactate, Fat, and Carbohydrate Oxidation Responses to Exercise in Professional Endurance Athletes and Less-Fit Individuals. **Sports Med**, fev. 2018, v. 48, n. 2, p. 467-479. Doi: 10.1007/s40279-017-0751-x.

12 MAFFETONE, P.; LAURSEN, P. Maximum Aerobic Function: Clinical Relevance, Physiological Underpinnings, and Practical Application. **Frontiers**, 2020, v. 11, p. 296. Doi: 10.3389/fphys.2020.00296.

13 WILLIAMS, C. J. *et al*. A Multi-Center Comparison of O_2peak Trainability Between Interval Training and Moderate Intensity Continuous Training. **Front Physiol**, 2019, v. 10, p. 19. Doi: 10.3389/fphys.2019.00019.

14 LITTLE, J. P. *et al*. Low-volume High-intensity Interval Training Reduces Hyperglycemia and Increases Muscle Mitochondrial Capacity in Patients with Type 2 Diabetes. **J Appl Physiol**, 2011, v. 111, p. 1554-1560.

15 HARPER, C.; GOPALAN, V.; GOH, J. Exercise Rescues Mitochondrial Coupling In Aged Skeletal Muscle: A Comparison Of Different Modalities In Preventing Sarcopenia. **J Transl Med**, 2021, v. 19, n. 1, p. 71. Doi: 1186/s12967-021-02737-1

16 ATTIA, P. **Outlive**: a arte e a ciência de viver mais e melhor. Rio de Janeiro: Intrínseca, 2023.

17 MANDSAGER, K. *et al.* Association of Cardiorespiratory Fitness With Long-term Mortality Among Adults Undergoing Exercise Treadmill Testing. **JAMA Netw Open**, out. 2018, v. 1, n. 6, e183605. Doi: 10.1001/jamanetworkopen.2018.3605.

18 MANDSAGER, K. *et al.* Association of Cardiorespiratory Fitness With Long-term Mortality Among Adults Undergoing Exercise Treadmill Testing. **JAMA Netw Open**, out. 2018, v. 1, n. 6, e183605. Doi: 10.1001/jamanetworkopen.2018.3605.

19 OFENHEIMER, A. *et al.* Reference Values of Body Composition Parameters and Visceral Adipose Tissue (VAT) by DXA in Adults Aged 18–81 years – Results from the LEAD Cohort. **European Journal of Clinical Nutrition**, 2020, v. 74, p. 1181–1191. Doi: 10.1038/s41430-020-0596-5.

20 LIU, P. *et al.* Sarcopenia as a Predictor of All-cause Mortality Among Community-dwelling Older People: A Systematic Review and Meta-analysis [Sarcopenia como preditor de mortalidade por todas as causas entre idosos residentes na comunidade: revisão sistemática e meta-análise]. **Maturitas**, 2017, v. 103. Doi: 10.1016/j.maturitas.2017.04.007.

21 LIPPI, L. *et al.* Impact Of Exercise Training On Muscle Mitochondria Modifications In Older Adults: A Systematic Review Of Randomized Controlled Trials. **Aging Clin Exp Res**, 2022, v. 34, n. 7, p. 1495-1510. Doi: 1007/s40520-021-02073-w.

22 HARPER, C; GOPALAN, V.; GOH, J. Exercise Rescues Mitochondrial Coupling In Aged Skeletal Muscle: A Comparison Of Different Modalities In Preventing Sarcopenia. **J Transl Med**, 2021, v. 19, n. 1, p. 71. Doi: 1186/s12967-021-02737-1.

23 AMATI, F. Physical Inactivity And Obesity Underlie The Insulin Resistance Of Aging. **Diabetes Care**, ago. 2009, v. 32, n. 8, p. 1547-1549. Doi: 10.2337/dc09-0267.

24 KATZMARZYK, P. T. *et al.* Sitting Time and Mortality from All Causes, Cardiovascular Disease, and Cancer. **Med Sci Sports Exerc**, 2009, v. 41, p. 998-1005.

25 DUNSTAN, D. W. *et al.* Breaking Up Prolonged Sitting Reduces Postprandial Glucose And Insulin Responses. **Diabetes Care**, maio 2012, v. 35, n. 5, p. 976-983. Doi: 10.2337/dc11-1931.

26 CHOW, L. S. *et al.* Exerkines in Health, Resilience and Disease. **Nat Rev Endocrinol**, 2022, v. 18, p. 273-289. Doi: 10.1038/s41574-022-00641-2.

27 MILLER, W. C.; KOCEJA, D. M.; HAMILTON, E. J. A Meta-Analysis of The Past 25 Years Of Weight Loss Research Using Diet, Exercise Or Diet Plus Exercise Intervention. **Int J Obes Relat Metab Disord**, out. 1997, v. 21, n. 10, p. 941-947. Doi: 10.1038/sj.ijo.0800499.

28 MALHOTRA, A.; NOAKES, T.; PHINNEY, S. It Is Time To Bust The Myth Of Physical Inactivity And Obesity: You Cannot Outrun A Bad Diet. **British Journal of Sports Medicine**, ago. 2015, v. 49, n. 15, p. 967-968. Doi: 10.1136/bjsports-2015-094911.

29 CHOW, L. S. *et al.* Exerkines in Health, Resilience and Disease. **Nat Rev Endocrinol**, 2022, v. 18, p. 273-289. Doi: 10.1038/s41574-022-00641-2.

30 GALLARDO-GÓMEZ, D. *et al.* Optimal Dose And Type Of Exercise To Improve Cognitive Function In Older Adults: A Systematic Review And Bayesian Model-Based Network Meta-Analysis Of RCTs. **Ageing Res Rev**, abr. 2022, v. 76, p. 101591. Doi: 10.1016/j.arr.2022.101591.

31 MOTION for Your Mind: Physical Activity for Mental Health Promotion, Protection and Care. **World Health Organization/Regional Office for Europe**, 2019. Disponível em: https://iris.who.int/handle/10665/346405. Acesso em: 31 jul. 2024.

32 ISLAM, H. Exercise Snacks: A Novel Strategy to Improve Cardiometabolic Health. **Exercise and Sport Sciences Reviews**, jan. 2022, v. 50, n. 1, p. 31-37. Doi: 10.1249/JES.0000000000000275.

Capítulo 10: Desacelere!

1 LAMOTT, A. 12 Truths I Learned from Life and Writing. **TED2017**, abr. 2017. Vídeo (15min44seg). Disponível em: www.ted.com/talks/anne_lamott_12_truths_i_learned_from_life_and_writing. Acesso em: 23 jul. 2024.

2 NEWPORT, C. **Minimalismo digital**: para uma vida profunda em um mundo superficial. Rio de Janeiro: Alta Books, 2019.

3 EASTER, M. **A crise do conforto**: abrace o desconforto para recuperar o seu eu feliz, saudável e livre. Rio de Janeiro: Alta Books, 2023.

4 WU, T. **The Attention Merchants**: The Epic Scramble to Get Inside Our Heads. Nova York: Vintage, 2016.

5 WE ARE SOCIAL. **Digital 2024**: 5 Billion Social Media Users. 31 jan. 2024. Disponível em: https://wearesocial.com/uk/blog/2024/01/digital-2024-5-billion-social-media-users/. Acesso em: 20 jul. 2024.

6 KEMP, S. Digital 2022: Brazil. **DataReportal**, 9 fev. 2022. Disponível em: https://datareportal.com/reports/digital-2022-brazil. Acesso em: 20 jul. 2024.

7 TENDÊNCIAS de Social Media 2023. **COMSCORE Brasil**, 2023. Disponível em: https://static.poder360.com.br/2023/03/Tendencias-de-Social-Media-2023-1.pdf. Acesso em: 20 jul. 2024.

8 WORLD Mental Health Report: Transforming Mental Health for All. **WHO**, 2022. Disponível em: https://iris.who.int/bitstream/handle/10665/356119/9789240049338-eng.pdf. Acesso em: 20 jul. 2024.

9 BRASIL. Ministério da Saúde. Conselho Nacional de Saúde. **CNS promoverá live sobre a saúde mental dos trabalhadores e trabalhadoras no Brasil**. 24 abr. 2023. Disponível em: https://conselho.saude.gov.br/

ultimas-noticias-cns/2971-27-04-live-transtornos-mentais-e-adoecimento-no-ambiente-de-trabalho-como-enfrentar. Acesso em: 20 jul. 2024.

10 *Burnout* é um estado de esgotamento físico, emocional e mental causado por estresse prolongado ou excessivo, geralmente associado ao ambiente de trabalho. Os sintomas básicos são sentir-se muito cansado, distante e desiludido, e achar que não está conseguindo fazer seu trabalho direito. Já *FOMO* (Fear of Missing Out) é a ansiedade ou preocupação de estar perdendo eventos, interações ou experiências que outras pessoas estão tendo. Isso geralmente faz com que a pessoa queira estar sempre conectada às redes sociais para saber o que está acontecendo, a fim de que não se sinta deixada de fora ou se veja inadequada. A FOMO pode levar a pessoa a verificar redes sociais, e-mails e mensagens constantemente. Por fim, a *nomofobia* é o medo de ficar sem acesso ao celular (por perder o aparelho, ficar sem sinal ou sem bateria). O termo vem de "no-mobile-phone phobia". Os sintomas podem incluir ansiedade, respiração acelerada, tremores, suor, agitação e até pânico quando uma pessoa está sem seu telefone ou é incapaz de usá-lo.

11 FIRTH, J. *et al.* The "Online Brain": How the Internet May Be Changing Our Cognition. **World Psychiatry**, jun. 2019, v. 18, n. 2, p. 119-129. Doi: 10.1002/wps.20617.

12 CONTI, M. A. *et al.* Avaliação da equivalência semântica e consistência interna de uma versão em português do Internet Addiction Test (IAT). **Rev Psiquiatr Clin**, 2012, v. 39, n. 3, p. 106-110.

13 NEWPORT, C. **Minimalismo digital**: para uma vida profunda em um mundo superficial. Rio de Janeiro: Alta Books, 2019.

14 BOWLES, N. A. Dark Consensus About Screens and Kids Begins to Emerge in Silicon Valley. **New York Times**, 26 out. 2018. Disponível em: www.nytimes.com/2018/10/26/style/phones-children-silicon-valley.html. Acesso em: 23 jul. 2024.

15 SONG, C.; IKEI, H.; MIYAZAKI, Y. Physiological Effects of Nature Therapy: A Review of the Research in Japan. **Int J Environ Res Public Health**, 3 ago. 2016, v. 13, n. 8, p. 781. Doi: 10.3390/ijerph13080781.

16 HOPMAN, R. J. *et al.* Resting-state Posterior Alpha Power Changes With Prolonged Exposure in a Natural Environment. **Cogn Res Princ Implic**, 27 out. 2020, v. 5, n. 1, p. 51. Doi: 10.1186/s41235-020-00247-0.

17 HANSEN, M. M.; JONES, R.; TOCCHINI, K. Shinrin-Yoku (Forest Bathing) and Nature Therapy: A State-of-the-Art Review. **International Journal of Environmental Research and Public Health**, 2017, v. 14, n. 8, p. 851. Doi: 10.3390/ijerph14080851.

18 HANSEN, M. M.; JONES, R.; TOCCHINI, K. Shinrin-Yoku (Forest Bathing) and Nature Therapy: A State-of-the-Art Review. **International Journal of Environmental Research and Public Health**, 2017, v. 14, n. 8, p. 851. Doi: 10.3390/ijerph14080851.

19 SONG, C.; IKEI, H.; MIYAZAKI, Y. Physiological Effects of Nature Therapy: A Review of the Research in Japan. **Int J Environ Res Public Health**, 3 ago. 2016, v. 13, n. 8, p. 781. Doi: 10.3390/ijerph13080781.

20 YAO, W.; ZHANG, X.; GONG, Q. The Effect of Exposure to the Natural Environment on Stress Reduction: A Meta-Analysis, **Urban Forestry & Urban Greening**, dez. 2020, v. 57, n. 4, 126932. Doi: 10.1016/j.ufug.2020.126932.

21 HOPMAN, R. J. *et al*. Resting-state Posterior Alpha Power Changes With Prolonged Exposure in a Natural Environment. **Cogn Res Princ Implic**, 27 out. 2020, v. 5, n. 1, p. 51. Doi: 10.1186/s41235-020-00247-0.

22 ATCHLEY, R. A.; STRAYER, D. L.; ATCHLEY, P. Creativity in the Wild: Improving Creative Reasoning through Immersion in Natural Settings. **PLoS ONE**, 12 dez. 2012, v. 7, n. 12, e51474. Doi: 10.1371/journal.pone.0051474.

23 EASTER, M. **A crise do conforto**: abrace o desconforto para recuperar o seu eu feliz, saudável e livre. Rio de Janeiro: Alta Books, 2023.

24 HUNTER, M. R.; GILLESPIE, B. W.; CHEN, S.-P. Urban Nature Experiences Reduce Stress in the Context of Daily Life Based on Salivary Biomarkers. **Front. Psychol**, 4 abr. 2019, n. 10, p. 722. Doi: 10.3389/fpsyg.2019.00722.

25 LONG, C.; AVERILL, J. R. Solitude: An Exploration of the Benefits of Being Alone. **Journal for the Theory of Social Behavior**, 5 mar. 2003, v. 33, n. 1, p. 21-44. Doi: 10.1111/1468-5914.00204.

26 WU, T. **The Attention Merchants**: The Epic Scramble to Get Inside Our Heads. Nova York: Vintage, 2016.

27 NEWPORT, C. **Minimalismo digital**: para uma vida profunda em um mundo superficial. Rio de Janeiro: Alta Books, 2019.

28 HAIDT, J. **A geração ansiosa**: como a infância hiperconectada está causando uma epidemia de transtornos mentais. São Paulo: Companhia das Letras, 2024.

Capítulo 11: Não fuja, fique desconfortável

1 FELDMAN, M. L.; SPRATT, M. **F. Five Frogs on a Log**: A CEO's Field Guide to Accelerating the Transition in Mergers, Acquisitions, and Gut Wrenching Change. Nova York: HarperCollins e-books, 2010. Tradução livre.

2 LUSTIG, R. H. **The Hacking of the American Mind**: The Science Behind the Corporate Takeover of Our Bodies and Brains. Nova York: Avery, 2017.

3 HARKIN, B. *et al*. Does Monitoring Goal Progress Promote Goal Attainment? A Meta-Analysis of the Experimental Evidence. **Psychological Bulletin**, 2016, v. 142, n. 2, p. 198-229.

Capítulo 12: Celebre a sua nova versão

1 SALT from my Attic Quotes. **Goodreads**, [s.d.]. Disponível em: www.goodreads.com/work/quotes/21960709-salt-from-my-attic. Acesso em: 23 jul. 2024.

2 COMFORTABLY Numb. Pink Floyd. In: **THE WALL**. Los Angeles: Harvest, 1979.

Este livro foi impresso pela
Edições Loyola em
papel pólen bold 70 g/m²
em fevereiro de 2025.